母乳喂养超轻松

王 琪 编著

中国轻工业出版社

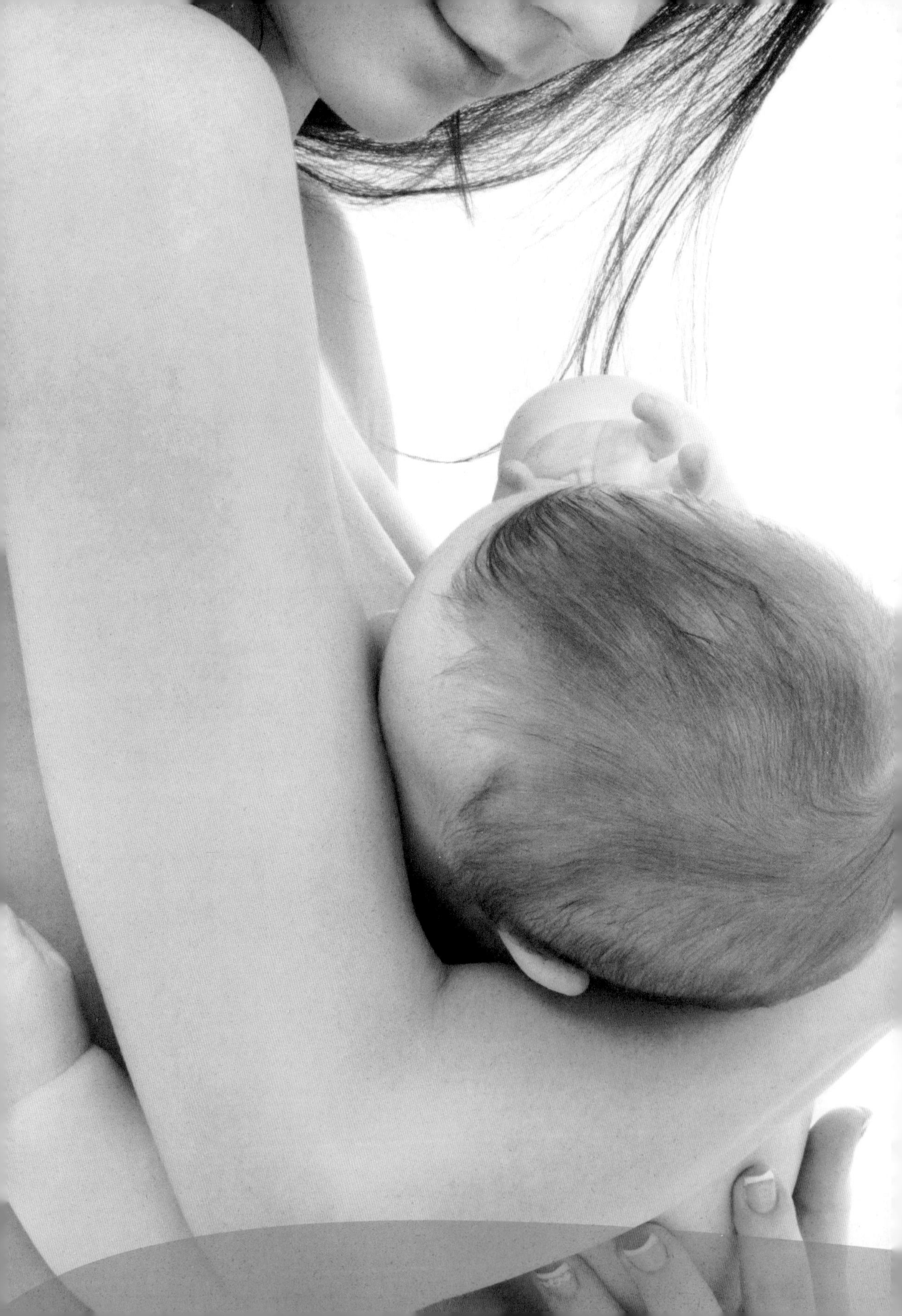

前言

母乳喂养对妈妈来说是一件辛苦、疲惫却幸福的事情，短暂的母乳喂养时光能够帮助妈妈和宝宝建立良好的亲子关系。妈妈在喂奶的时候总会忍不住低下头看看一脸满足地吃奶的宝宝，他(她)的一举一动都足以让妈妈内心融化。

对宝宝来说，母乳喂养是人生最佳的开始。母乳中存在抗体，会为宝宝提供第一道免疫屏障。母乳喂养可以有效降低新生儿感染的风险，这也是奶粉无法超越母乳的原因。

母乳喂养不仅是一个时间过程，也是一个不断遇见问题、解决问题、了解更多宝宝成长中需要知道的知识的过程。这些问题和知识，家长之前很少面对或接触不到。希望本书能够在这个过程中为家长提供一些帮助，避免走入母乳喂养的误区。

本书为妈妈详细介绍了母乳喂养的每一个阶段应注意的问题，根据开奶、催乳、追奶、背奶、夜奶、断奶、辅食添加等母乳喂养中的每一个阶段，给各位妈妈提供专业、科学的指导，以及一些常见问题的缓解方法。

妈妈的乳汁是宝宝的“特制”食物，总是按宝宝的需要调节分泌量和营养需求，同样，母乳喂养也是妈妈和宝宝之间默契的调节，母乳喂养的时间、方式要根据实际情况，走出一条适合妈妈和宝宝的道路。

目 录

第一章 母乳喂养，新妈妈和宝宝都受益

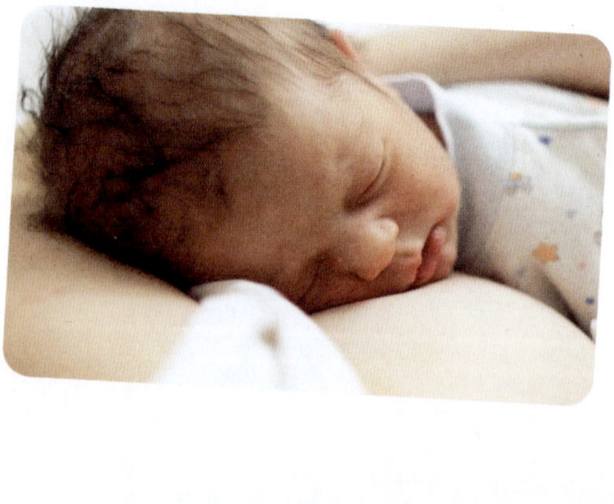

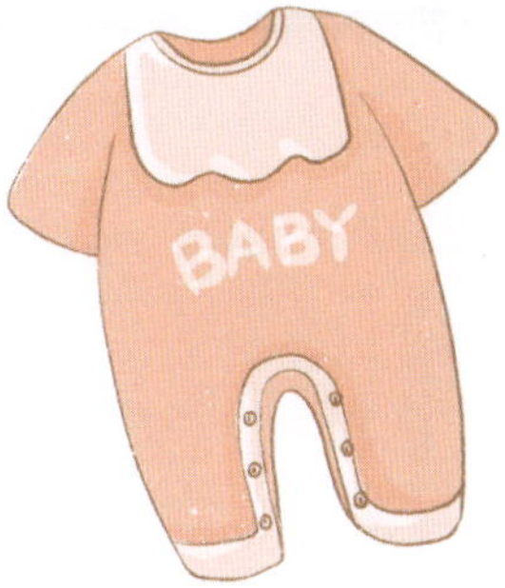

第二章 新生儿期的母乳喂养

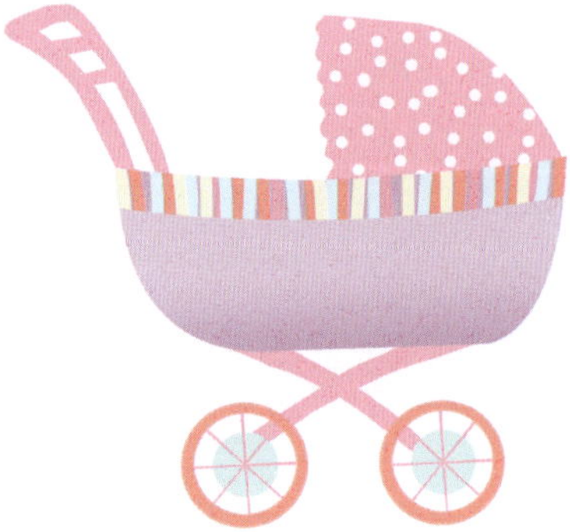

第三章 催乳、追奶，给宝宝充足的乳汁

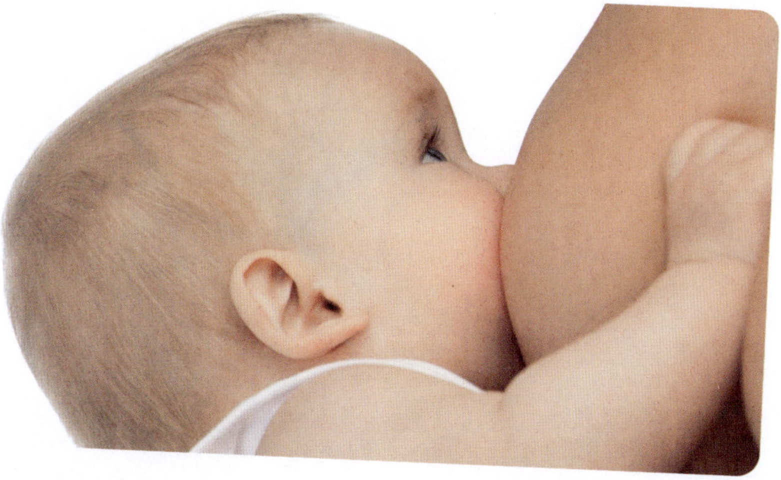

第四章　背奶妈妈，工作哺乳两不误

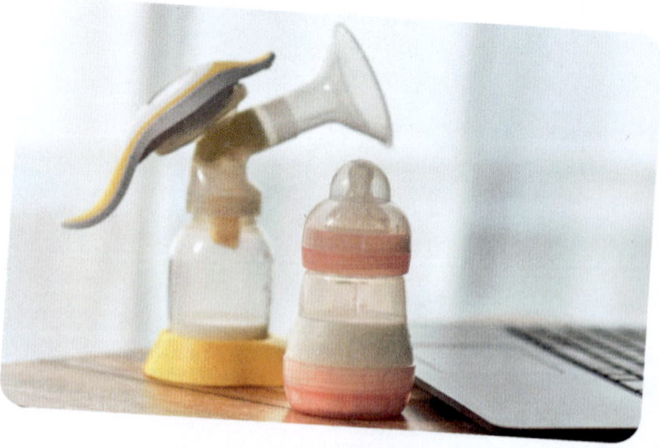

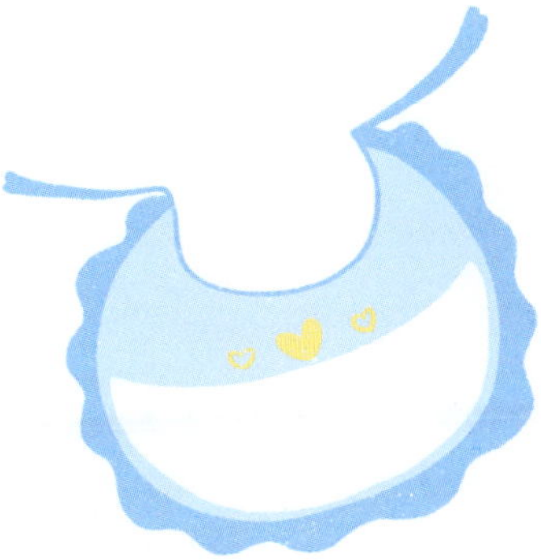

第五章 断奶，妈妈宝宝都不焦虑

第六章 母乳喂养问题一箩筐，专家来解答

第七章 正确哺喂夜奶

第八章 宝宝辅食添加要重视

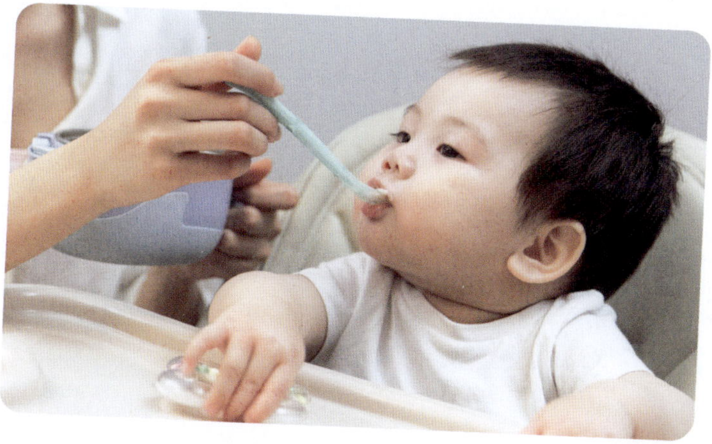

·第一章·

母乳喂养，新妈妈和宝宝都受益

对于新生儿来讲，母乳是最营养、最珍贵的食物，母乳中所含的营养成分既充足又无可替代。母乳喂养不仅有利于宝宝健康成长，也会使新妈妈受益良多。更重要的是，母乳喂养可以将从子宫里建立起来的亲子关系延续下去，让宝宝和新妈妈有更亲密的信赖关系。

认识母乳

母乳是宝宝最佳的天然食物，含有宝宝所需的全部营养素，而且各种营养成分最适宜宝宝消化和吸收，即便是添加辅食之后，母乳仍然是宝宝多种营养物质的重要来源。因此，母乳喂养应该持续到宝宝 2 周岁。

脂肪

母乳中的脂肪含量和种类较多，在热量上也高于一般乳制品，适应了宝宝对热量的特别需求。

- 母乳中含有丰富的脂酶，可以帮助脂肪消化，使脂肪几乎完全被宝宝吸收。
- 而奶或配方奶的脂肪不易被吸收，容易导致宝宝吸收不良、便秘、腹泻等。
- 含有多种不饱和脂肪酸、胆固醇等，有助于促进宝宝大脑发育。
- 母乳中的脂肪含量随宝宝的成长自动调节，符合宝宝需求，能够避免过多或缺乏。

矿物质

由于宝宝吸收、排泄能力较弱，食物中的矿物质容易导致宝宝不耐受，母乳更符合宝宝的生理需要。

铁：母乳中的铁吸收率可达 50%，能满足宝宝最初 4~6 个月的需求，有助于预防缺铁性贫血发生。

钠：母乳中钠含量较低，减轻宝宝肾脏负担。

钙：母乳中钙磷比例恰当，更利于钙的吸收。

锌、铜：母乳中锌、铜含量高于一般乳制品，可促进宝宝发育。

生物活性因子

母乳中含有婴幼儿配方奶中没有的生物活性因子，包括对抗多种感染的保护因子以及调节免疫系统的物质和抗炎成分。特别是初乳中含有丰富的抗体（IgG），使宝宝对一些感染性疾病具有先天性的免疫能力。母乳中溶菌酶高，巨噬细胞多，可以直接杀灭新生儿肠道内的有害菌。

蛋白质

母乳中的蛋白质以易于消化的乳清蛋白为主，酪蛋白为辅，乳清蛋白与酪蛋白之比为7:3。乳清蛋白进入胃中，能够形成柔软絮状的凝块，便于充分被胃酸及肠道蛋白酶分解。

其中的乳铁蛋白能抑制细菌；溶菌酶可杀死细菌；免疫球蛋白能够增加抵抗力。

味道

母乳的味道不是一成不变的，会随着妈妈的饮食变化发生改变，能够增加宝宝的新鲜感。

糖类（即碳水化合物）

母乳中的乳糖含量为7%，能够为宝宝提供一部分热量。乳糖在肠道分解成乳酸，可抑制大肠杆菌的生长，促进钙的吸收。

维生素

母乳中的维生素含量受妈妈的营养状态影响。妈妈营养充足，乳汁中的维生素能维持宝宝1~6个月的需求，但维生素D除外。因此，应多带宝宝晒太阳，同时补充维生素D制剂。

各种激素和生长因子

母乳中含有表皮生长因子（EGF）、神经生长因子（NGF）等，可以促进宝宝的生长发育，参与中枢神经系统和其他组织的生长分化。

母乳中还含有各种激素，如甲状腺素、催产素、垂体激素等，这些激素对维持、调节和促进各器官的生长、发育和成熟有重要作用。

乳汁是如何产生的

母乳是宝宝的理想食物，在宝宝出生后，新妈妈的乳房开始进入泌乳状态，以满足宝宝的需要。乳房的结构是什么样的，乳汁是如何分泌的？很多新妈妈并不知道，现在就来了解一下吧！

乳房的结构

乳房主要由乳头、乳腺组织、下皮脂肪组织、结缔组织和乳房悬韧带构成。其内部结构有如一棵倒着生长的小树。

乳房腺体由15~20个腺叶组成，每一腺叶分成若干个小叶，每一小叶又由10~100个腺泡组成。

输乳管共15~20根，以乳头为中心呈放射状排列，汇集于乳晕处，开口于乳头。输乳管在乳头处比较狭窄，然后变得膨胀，称为输乳管窦，有储存乳汁的作用。

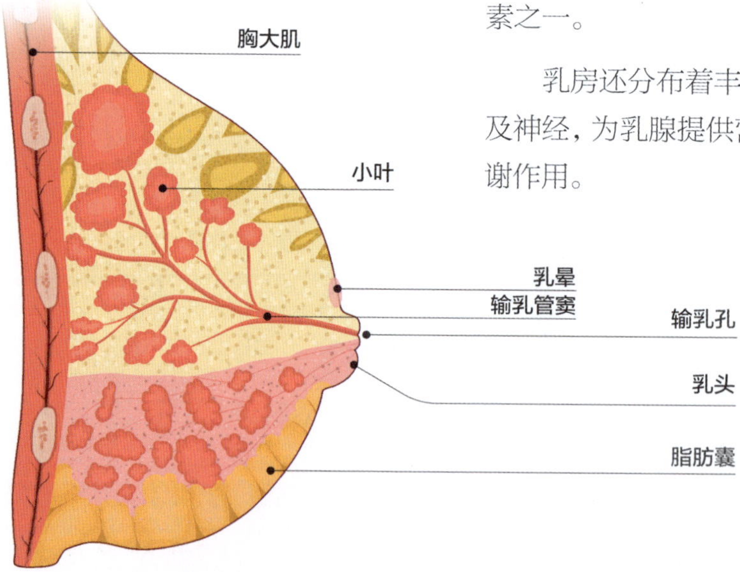

乳头由致密的结缔组织及平滑肌组成。当刺激乳头时，平滑肌收缩，可使乳头勃起，并挤压导管及输乳管窦排出分泌物。分泌物具有保护皮肤、润滑乳头及婴儿口唇的作用。

乳晕是乳头周围皮肤色素沉着较深的环形区。其中分布汗腺、皮脂腺及乳腺。乳头、乳晕处的神经末梢丰富，感觉灵敏。

乳房内的脂肪组织包裹在乳腺周围，又被称为脂肪囊。脂肪囊的厚薄因年龄、生育等原因个体差异很大。脂肪组织的多少是决定乳房大小的重要因素之一。

乳房还分布着丰富的血管、淋巴管及神经，为乳腺提供营养并维持新陈代谢作用。

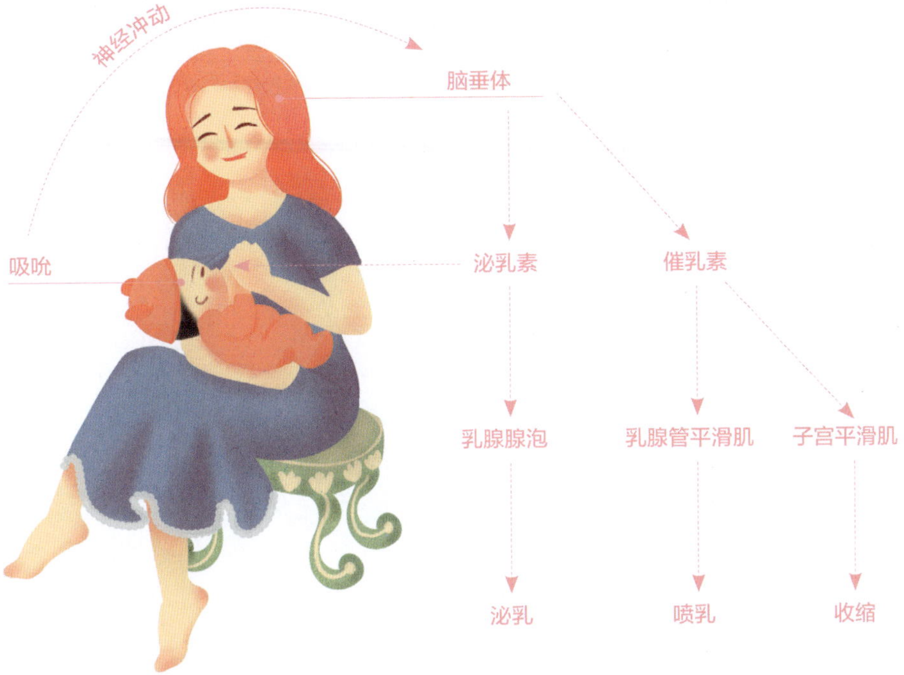

乳汁的生成和排出

乳汁的生成受神经内分泌调节，当宝宝吸吮乳头时，会刺激新妈妈的脑垂体前叶分泌泌乳素，它能刺激乳腺细胞从血液中吸收养分和水分，生成乳汁。乳腺细胞生成乳汁后，会将乳汁分泌到腺泡内。

与此同时，宝宝吸吮乳头会刺激新妈妈的脑垂体后叶，释放催乳素，催乳素由血液传到乳房，使腺泡周围的肌肉细胞及输乳管壁上的细胞收缩，经输乳管将乳汁排出。宝宝吸吮 30 秒后，输乳管压力增高，促使乳汁流出。

母乳的产生是新妈妈和宝宝共同努力的结果，宝宝吸吮乳房直接影响着乳汁分泌量的多少，这也是为什么尽早开始哺乳，乳汁会早早分泌。

乳汁分泌与排出的过程中，不仅有泌乳素和催乳素发挥重要作用，同时，孕激素、雌激素、生长激素、肾上腺皮质激素等多种激素也会共同参与调节。如果分泌的乳汁不能及时排出，会使乳房内压升高，下丘脑分泌催乳素抑制因子，导致乳腺细胞的分泌功能受到抑制，乳汁分泌量就会减少。

母乳喂养对新妈妈的意义

新妈妈的乳汁不仅能够哺育宝宝，让宝宝更健康的同时也让新妈妈更健康。此外，在母乳喂养过程中，新妈妈慢慢熟悉和了解宝宝，学习如何知晓宝宝的心声，和宝宝建立一种默契，这些在以后的育儿过程中会帮助新妈妈掌握如何教养宝宝、如何对待宝宝的各种情绪或行为。

促进产后恢复

当宝宝吸吮新妈妈乳汁的时候，能刺激新妈妈体内催乳素的分泌，这种激素可以促进子宫收缩，有利于新妈妈子宫恢复和排尽恶露。每次新妈妈哺乳时，子宫反复收缩，得到锻炼，会减少出血和其他感染性疾病的发生，同时降低贫血的概率。

减少患病风险

母乳喂养可以降低新妈妈患乳腺癌的概率，而且哺乳时间越长，患病风险率越低。这是因为新妈妈在哺乳过程中体内雌激素会下降，不会刺激乳房、子宫、卵巢内的细胞增长。因此降低患癌风险。

帮助减轻体重

和配方奶喂养的新妈妈相比，母乳喂养的新妈妈更容易减轻体重。孕妈妈在孕期增加的体重是为了在分娩后的最初几个月内为生产乳汁做准备。

孕妈妈怀孕时在体内储存的脂肪，可以借助哺乳消耗一部分，有助于减轻体重。同时，哺乳还可加快新妈妈新陈代谢和营养循环，将体内多余的营养成分输送出来，减少皮下脂肪的堆积。

研究表明，在生产后3~6个月，即使母乳喂养的新妈妈因哺乳摄入更多热量，但相比人工喂养的新妈妈体重减轻得更多。

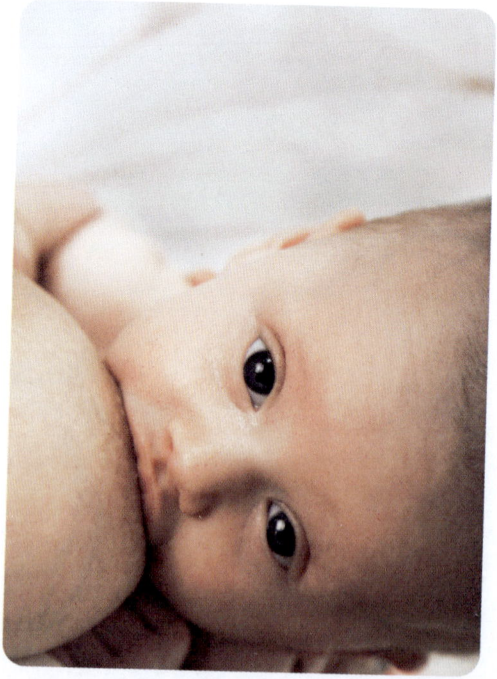

加强亲密关系

哺乳可以为新妈妈和宝宝提供亲子间肌肤相亲的机会，这种方式不仅能安抚宝宝，建立宝宝的安全感，还能够激发新妈妈强烈的母爱。

新妈妈在哺乳过程中可以细细查看宝宝的每一个动作，观察宝宝的反应，这些近距离的接触是新妈妈和宝宝专属的交流，母爱也在这样的专属交流中愈发浓烈。

通过接触产生的情感在母乳喂养和人工喂养的亲子之间会存在一定的差异。当人工喂养的宝宝哭泣时，新妈妈听到哭声的反应是头脑反应，例如，是不是宝宝饿了；当母乳喂养的妈妈听到宝宝哭泣时，她的整个身体会产生反应，会自动分泌乳汁。

这是新妈妈和宝宝亲子感情联系得非常紧密的表现。

心情会更放松

在哺乳过程中，新妈妈体内会释放催乳素。催乳素对抵抗压力很有效，有助于新妈妈放松心情。母乳中含有一种催眠蛋白，能够使宝宝产生困意，而哺乳妈妈也容易心情平和。

无论新妈妈生活如何繁忙，或者一天中心情怎样烦躁，都需要拿出时间来安安静静地抱起宝宝哺乳。在这片刻的时间里，新妈妈深吸几口气，身心都会得到放松，能很好地预防产后抑郁症。

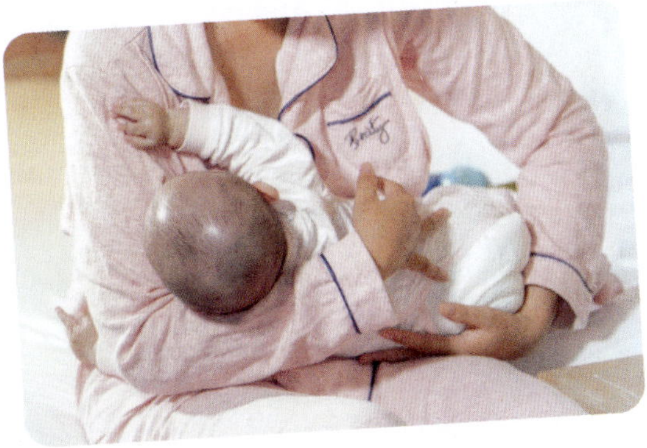

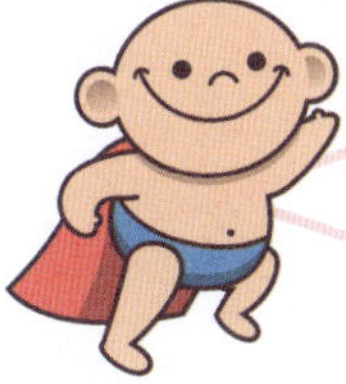

给新爸爸的话

宝宝需要爱的呵护，在宝宝成长过程中，新爸爸要意识到自己的责任，意识到自己需要为这个脆弱的小生命撑起一片温暖灿烂的天空，需要在很多事情上为宝宝以身作则。这份责任感可以让新爸爸更加出色地胜任自己的角色。

母乳对宝宝的意义

世间没有两片相同的叶子，同样，世间也没有相同的母乳。母乳根据宝宝的需要会自动调节，为宝宝提供需要的营养素，提高宝宝的抵抗力。母乳对宝宝有着不可替代的重要性。

提供充足的热量

母乳中的脂肪满足了宝宝高达50%的热量需求。对于宝宝来说，此时体格的发育意味着一切，这就需要摄取足够的热量，脂肪起到了非常重要的作用。母乳中的脂肪是宝宝热量的主要来源，也是其成长发育的关键。1克脂肪提供的热量比1克蛋白质或者1克碳水化合物提供的热量要高2倍。

促进骨骼发育，降低便秘问题

母乳的脂肪组成和结构很特别，含有的棕榈酸能够促进宝宝肠道对钙的吸收。

另外，母乳喂养可以显著降低宝宝的便秘问题，同时让宝宝最大限度地吸收钙质，促进骨骼生长和发育。

配方奶中的棕榈酸和母乳中的棕榈酸结构不同，在小肠分解后会和钙离子结合，发生皂化反应，影响钙吸收。

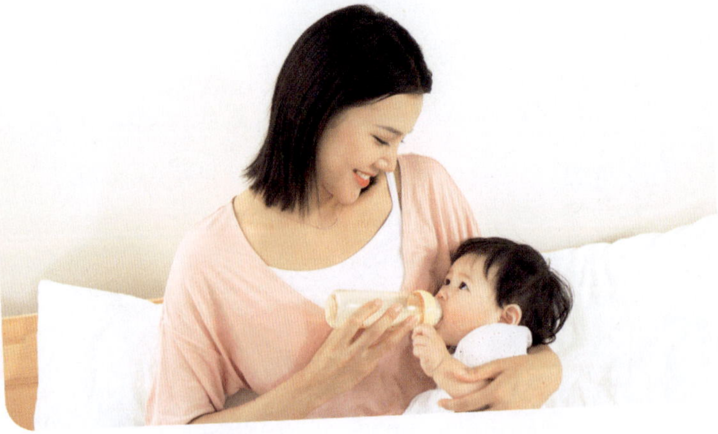

增强宝宝的免疫力

母乳中含有分泌型抗体和其他微生物，以及促进免疫系统成熟、保护宝宝消化系统的活性因子，能够抑制有害细菌和病毒的滋生。除了活细胞，乳汁中还有干扰素、溶菌酶，这些都是抗感染因子。

这些珍贵的物质都存在于新妈妈的乳汁中，如果宝宝缺少这些，患肠道不适、呼吸道感染疾病的概率会更高，而且更容易出现过敏、口腔疾病等问题。研究表明，宝宝出生前6个月给予全母乳喂养能够明显降低患感染性疾病的概率。

初乳具有浓度很高的免疫活性物质，其中含有高分泌性免疫球蛋白A，它在宝宝肠壁上形成一道保护膜，使细菌或其他异蛋白通过时不会引起过敏反应。

此外，所有母乳中都含有胰蛋白酶抑制剂，为宝宝脆弱易受感染的肠道提供保护。

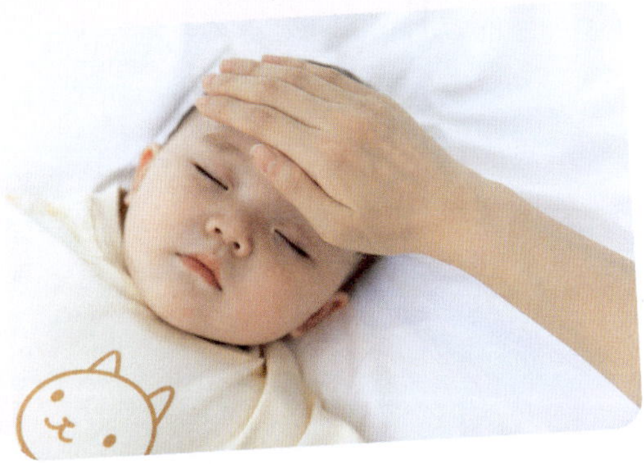

平衡宝宝的免疫系统

母乳中含有大量的低聚糖，不同的低聚糖结构功能有差异，对宝宝产生的作用也各有不同，有助于维持宝宝免疫系统的平衡。

宝宝的肠道不仅是消化器官，还是免疫器官，80%的免疫细胞都存在于肠道中。宝宝的免疫系统从胎儿期就开始建立，直到出生后，通过母乳获得更多的有益菌群，使宝宝更健康地成长。

母乳中的低聚糖为各种有益菌群提供了像土壤一样的场所，维持肠道菌群的平衡，从而平衡宝宝的免疫系统，对宝宝一生的健康都有积极影响。

减少日后过敏现象

过敏是一种免疫反应。它是人体保护自身的一种生理反应，可以识别和消灭各种非自身的抗原性物质。如果人体免疫系统误对本来无害的物质产生一种不恰当的免疫反应，就发生了过敏反应。

纯母乳喂养能有效预防宝宝过敏。许多引起宝宝食物过敏的过敏原都是蛋白质，母乳喂养的宝宝其免疫系统将母乳中的蛋白质识别为“自己的”，致敏性很低。此外，母乳中的一些抗原经过水解，分子量变小，抗原性下降。母乳中还含有双歧杆菌等益生菌，可帮助宝宝建立健康的肠道菌群，有助于降低过敏风险。

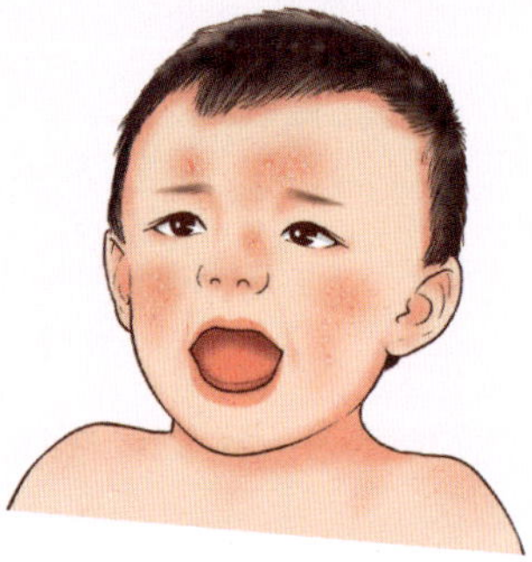

预防宝宝肥胖症

母乳是一种高热量的食物，能够缓解宝宝高热量需求与相对较小的胃容积之间的矛盾，促进宝宝快速发育。母乳中的脂肪在哺乳过程中会根据宝宝的需要调整，如果宝宝不饿，可能只是简单吸吮几口前奶，就不会摄入过多热量。

据研究，母乳喂养的宝宝血清瘦素水平高于喝配方奶的宝宝。母乳喂养的宝宝可以建立更有效的热量摄入自我调节机制来控制食欲。宝宝在吃母乳后获得的高脂奶水会让宝宝有饱腹感。同时，宝宝体内的胆囊收缩素也会发出饱食信号。

宝宝接受母乳喂养的时间越长，到学龄阶段患肥胖症的可能性越低。

宝宝在婴儿时期建立起来的良好饮食模式也有利于降低日后暴饮暴食的可能。人工喂养的宝宝更容易过度喂养，导致宝宝体重过快增长。

有助于大脑发育

母乳中的蛋白质主要是乳清蛋白、酪蛋白等，其中乳清蛋白含量最高，它的生物利用率高，可以保证婴儿期神经细胞快速发育。

母乳中含有丰富的不饱和必需脂肪酸，对脑发育、神经髓鞘形成具有重要作用。母乳中胆固醇含量是牛奶的好几倍，并且易于吸收，而胆固醇是形成神经髓鞘所必需的，对发育中的脑细胞具有重要作用。

母乳中含有免疫球蛋白、乳铁蛋白等，能增强宝宝对疾病的防御能力，提高身体免疫力，避免疾病对宝宝体格和智力发育的影响。

此外，在母乳喂养过程中，母子之间的皮肤接触、目光交流，母亲的爱抚和哺乳前后的语言交流等，都能促进宝宝的感观知觉，从而刺激大脑发育。

建立宝宝安全感

宝宝是可以感受到安全感的，在有安全感的前提下，宝宝可以勇敢地探索世界，这是一种内心的基础和力量。在心理学上，宝宝安全感的建立通常在出生后前3年。

当宝宝离开了四周被羊水包裹的世界，亟须建立生理和心理上的安全感。在生理上，宝宝饿了可以及时吃到母乳，尿了可以及时更换纸尿裤。这些生理需求得到满足就有了基本的安全感。

在母乳喂养的过程中，妈妈对宝宝的亲密接触、抚摸、对视等都是对宝宝良好的刺激，可使宝宝获得满足感和安全感，使宝宝心理上的安全感得以建立。

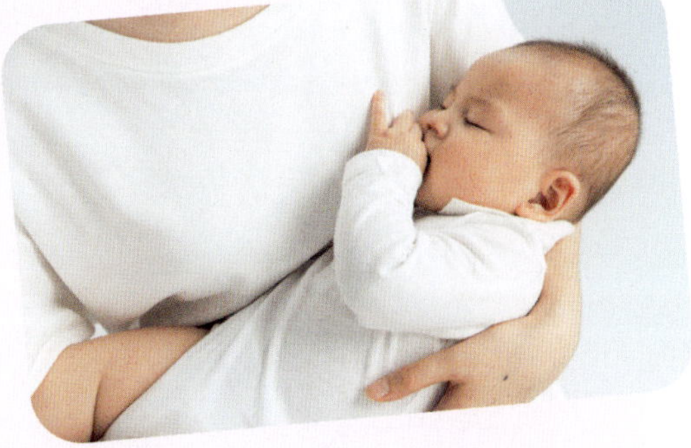

哺乳前需要准备什么用品

进行母乳喂养的新妈妈需要提前准备一些哺乳用品，这些用品能帮助新妈妈更舒服、更顺利地哺喂宝宝。

妈妈必备用品

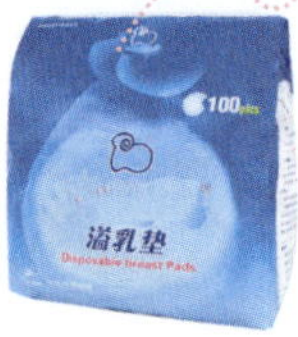

防溢乳垫：防溢乳垫是新妈妈外出必备的防护。如果新妈妈奶量比较大，奶水来了宝宝不能及时吸吮，很容易弄湿衣服，而且会感到不舒服和尴尬。防溢乳垫不用准备太多，够用即可。

乳头保护霜：哺乳初期乳头很容易被弄破，乳头保护霜能够缓解疼痛，滋润乳头。喂奶前需要进行清洁，不要影响母乳喂养。

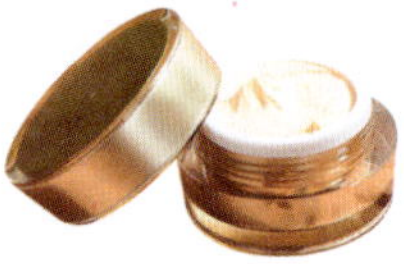

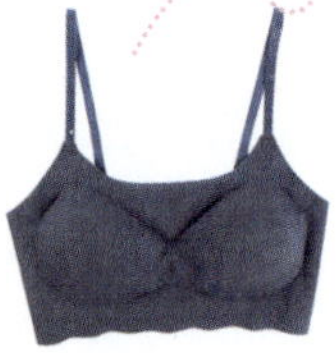

哺乳胸罩：哺乳胸罩在罩杯处可以打开，不需要每次喂奶都移开胸罩。此外，哺乳胸罩背部面积大，具有很强的稳定性。选择胸罩时，尺寸要留有余地，过紧的胸罩会压迫乳房。

哺乳巾：哺乳巾可以起到遮盖的作用，能让新妈妈在外出时轻松哺乳。在一些没有母乳喂养室的场所，可以用到哺乳巾。

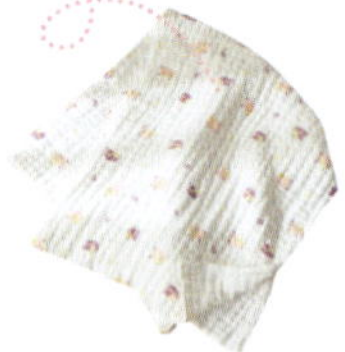

宝宝必备用品

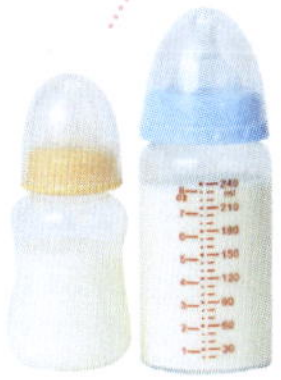

奶瓶、奶嘴：即使是喂母乳的新妈妈，也会有身体不适的时候，尤其是开奶阶段，可能需要给宝宝喂一些奶粉，所以需要准备一个小尺寸的奶瓶以防不时之需。

奶粉：产后可能会出现母乳分泌困难的情况，提前准备好奶粉，避免母乳喂养不顺利时，可以有其他选择。

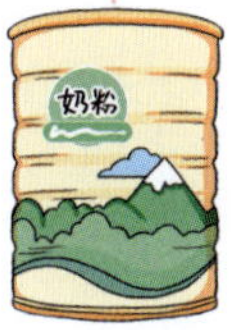

必备工具

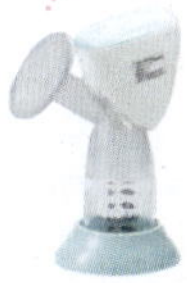

吸奶器：如果新妈妈乳汁过多，在宝宝吃饱后，可以吸出剩余乳汁，这样更利于乳汁分泌。

母乳储存袋、马克笔：新妈妈乳汁多的时候，宝宝吃不了就需要装进袋子里冷冻起来，并在储奶袋上标注毫升数和日期。

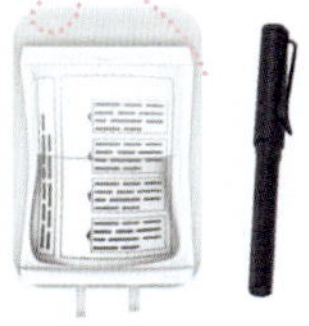

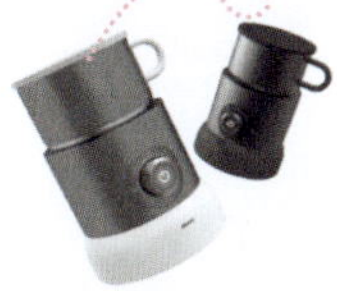

温奶器：冷冻过的母乳可以用温奶器进行加热，方便又省时。母乳加热需隔水热温，千万不要明火煮沸。

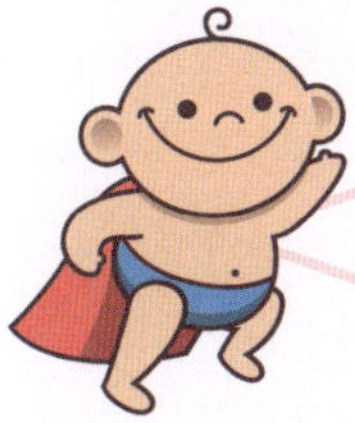

给新爸爸的话

新妈妈因为需要适应人生新角色，内心容易有焦虑和落差，尤其是母乳妈妈。新爸爸应从新妈妈自身的需求考虑，帮助她购买齐全母乳喂养所需物品，从实际行动上支持母乳喂养。

母乳喂养需要多方面的支持

母乳喂养不是新妈妈一个人的事，需要多方面的支持。在哺乳方法和方式上需要有科学、正确的价值观念引导；在情感上需要有家人的理解支持；在社会舆论上需要得到尊重、重视和相应的社会组织以及基础设施的支持。

母乳喂养需要家人的支持

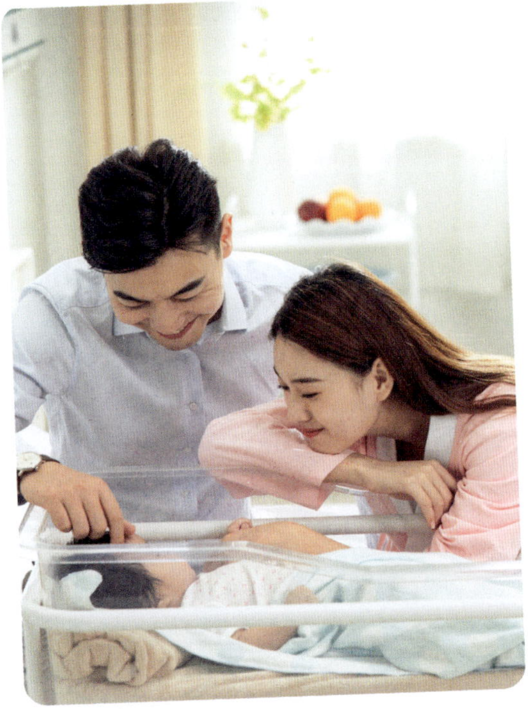

坚持母乳喂养，家人的支持很重要，也是很必要的。母乳喂养不是新妈妈一个人的事，离不开家庭成员的支持。新妈妈与新爸爸及其他家庭成员拥有一致的育儿观念，顺畅沟通，是坚持母乳喂养的重要因素，尤其是新爸爸的理解、支持、陪伴尤为重要。

母乳喂养不但需要新妈妈承担身体和心理上的压力，同时也是家庭成员的责任。其中认知观念的冲突会妨碍母乳喂养的顺利进行。在哺乳过程中，家人应该一起学习科学的哺乳方法，避免让新妈妈产生焦虑和无助感。

母乳喂养需要更多社会的支持

母乳喂养是最符合人的本能和自然性的行为，对培育健康的下一代有益，是提高人口素质的重要方式之一，也能缓解新妈妈的产后抑郁，提升人的幸福感和价值感。国际上已经将保护、促进和支持母乳喂养作为卫生工作的重要环节。

中国发展研究基金会发布的《中国母乳喂养影响因素调查报告》显示，我国6个月内婴儿纯母乳喂养率为29.2%，远低于43%的世界平均水平。现在许多大城市倡导在公共场所设置规范化的母婴室，开展相关专题讲座，加大宣传力度，不断提高母乳喂养率。

母乳喂养尤其需要另一半的支持

新爸爸这段时间也会非常辛苦，许多琐碎的事情需要新爸爸处理，还要理解包容妻子的情绪，甚至一些突发状况需要夫妻共同面对。总之，新爸爸在母乳喂养过程中起着重要的后盾作用，有了新爸爸的理解、支持和关爱，新妈妈才会更坚定母乳喂养的决心。

新爸爸的暖心行动

♡ 新爸爸在物质上多留心，新妈妈需要的哺乳衣物、用具，新爸爸及时置办。

♡ 给新妈妈准备可以随时食用的健康小零食。

♡ 许多事情不能一下子全部做好，在生活中新爸爸要了解怎样才能使新妈妈心情更舒畅些。新爸爸要根据新妈妈的喜好安排要做的事。

♡ 新爸爸的鼓励和奖励。母乳喂养是件很辛苦的事，中间可能会出现各种问题。在这个时候，作为丈夫应尽量理解和支持妻子，陪着妻子共同走过这段日子。

此外，新爸爸适时准备一个小礼物，会给新妈妈带来好心情。

♡ 母乳喂养最让人头疼的是夜间哺乳，新妈妈可能会因为要哺乳，夜间失眠。新爸爸可以在哺乳后先让新妈妈睡觉，自己哄睡宝宝，或者根据情况灵活掌握。

♡ 世界卫生组织建议母乳喂养至少 6 个月，推荐持续到 2 岁或 2 岁以上。这个标准对大多数人来说不易实现，在当今工作、生活压力下，新妈妈很难达到这个标准。

如果夫妻双方都愿意尽量延长母乳喂养时间，新爸爸就要多给予支持，共同克服母乳喂养中的困难。

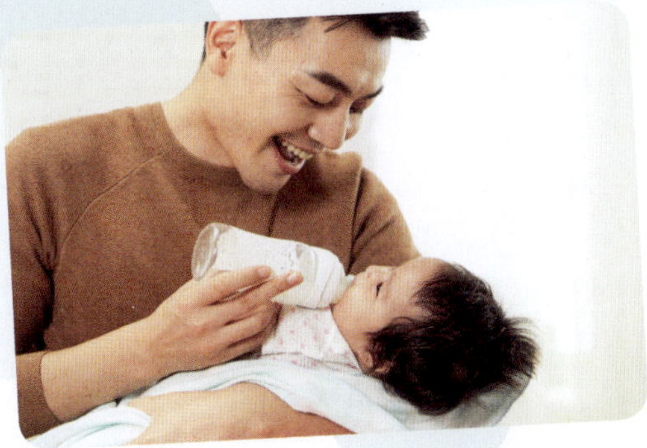

母乳喂养应遵循的原则

母乳喂养不仅对宝宝有好处，新妈妈也能受惠。新妈妈在母乳喂养中要遵循以下基本原则。

宝宝第一餐从初乳开始

初乳是新生儿最佳的天然营养品，里面含有许多抗体成分，能够保护宝宝的肠道，防止病菌侵入。

宝宝出生后的30分钟内，应该让他马上与新妈妈的乳头接触，通过宝宝的吸吮刺激，能促进新妈妈分泌出宝宝需要的母乳量。如果宝宝出生后没有母乳，新妈妈也要和宝宝多接触，给宝宝以安全感。

喂奶后注意给宝宝拍嗝

宝宝出生后，其胃部入口的贲门比较松。当食物进入胃部后，由于宝宝的胃贲门还不能很好地收缩，容易导致进入胃部的乳汁流回食管。如果吃得太饱或喝奶时吞入过多空气又没有打出嗝来，就会发生吐奶现象，奶水很容易呛入肺部，从而引起吸入性肺炎。如果宝宝吃着奶睡着了，此时不要怕吵醒宝宝，若是呛奶会很危险。

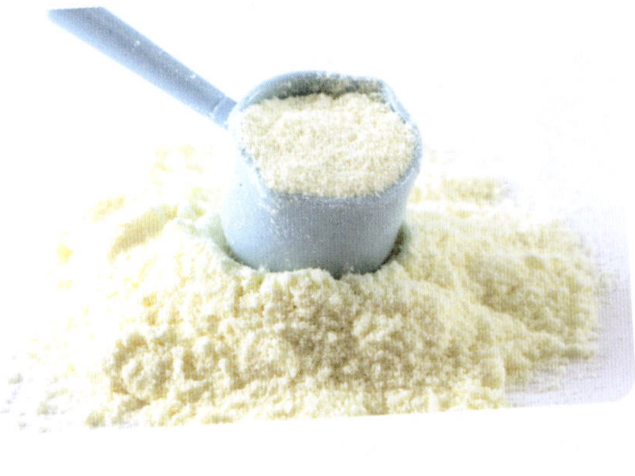

3~6个月大的宝宝应每次哺乳15~20分钟拍嗝一次。妈妈竖抱着宝宝，这时空气会上升，慢慢地排出来，宝宝自己就会打嗝。

新妈妈要在喂奶过程中暂停一下给宝宝拍嗝，宝宝打嗝了再继续喂奶。宝宝在6个月之后肠胃发育较完善，一般不会吐奶、呛奶，这时候基本就不用拍嗝了。

混合喂养先喂母乳

当新妈妈乳汁不足时，有可能选择添加奶粉。混合喂养时，建议新妈妈应该先给宝宝喂母乳，母乳不够时再补充配方奶，这样能保证让宝宝尽可能多地摄入母乳。而且宝宝多吸吮有利于刺激母乳分泌。混合喂养的奶粉不宜频繁更换，避免宝宝肠胃功能紊乱。

生气时不能喂奶

《备急千金要方》指出："母怒以乳儿，令儿喜惊，发气疝……" 意思是说，新妈妈在生气后哺乳，宝宝容易受惊吓甚至发疝气。

美国研究发现，在哺乳期间，新妈妈生气时，身体经常分泌出对人体不利的毒素。此时哺乳，会通过乳汁传递给宝宝，使宝宝受到不良影响，出现烦躁不安，甚至哭闹、消化不良等表现。

人在心情愉快时，会分泌多巴胺，这种物质也会使宝宝保持安静、心情愉快。因此，保持乐观向上的精神状态，对宝宝和新妈妈来说都是大有好处的。

哺乳期不要随便吃药

母乳营养与新妈妈自身的身体状况有很大关系，新妈妈一定要注意饮食，不能乱用药。新妈妈吃的药可能会对宝宝产生不良影响，有些药物随着乳汁进入宝宝体内，不利于宝宝健康成长。因此，母乳喂养的新妈妈在服用药物之前，一定要遵从医生的指导，不要盲目用药。

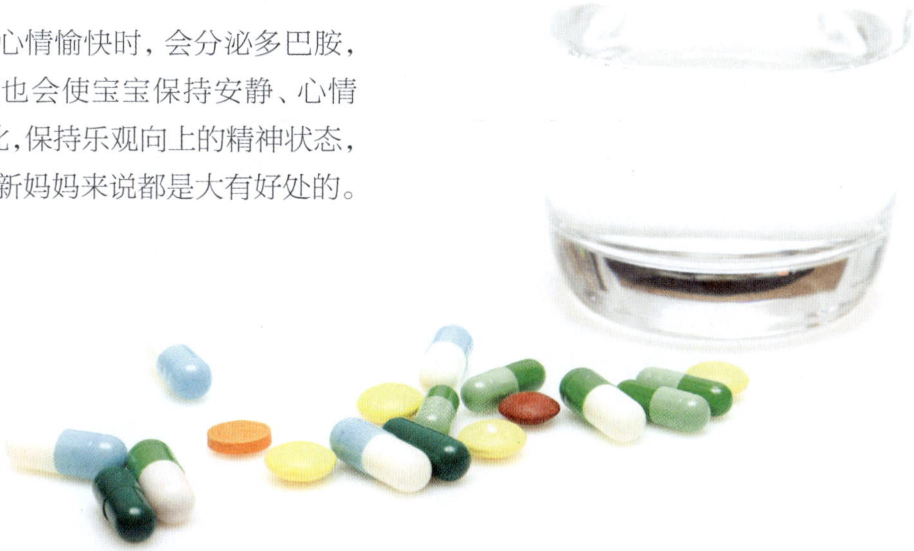

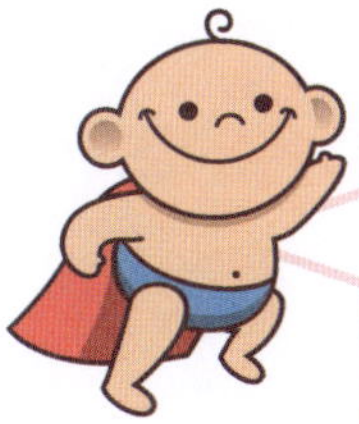

给新爸爸的话

哺乳妈妈通过哺乳就可以消耗掉身体多余的脂肪，不需要节食，反而应该多吃营养价值高的食物，弥补消耗的热量。研究表明，每天服用 30 克的大豆蛋白可以使泌乳量增加 25%。乳汁里面 90% 都是水，中国营养学会建议，哺乳期妈妈每天至少饮用 2100 毫升水。新爸爸要做好新妈妈的营养师，了解一些增加妻子泌乳的小妙招。

母乳喂养的真相

相信每一位即将或正在坚持哺乳的新妈妈都听到过很多“传言”，让我们拨开迷雾，正确认识母乳喂养。

哺乳会导致乳房变形吗

有些新妈妈放弃母乳喂养的原因，就是担心会导致乳房变形。很多新妈妈哺乳后，确实发现自己的乳房变形了，有的下垂严重，有的变小许多，而有的则是一边大一边小。但这些变化真的都是哺乳造成的吗？

事实并非如此，造成乳房变形的原因很多，主要原因是身体激素水平改变所致。孕期没有护理好、母乳喂养方式错误等，也会导致乳房出现问题。担心乳房变形的新妈妈，应当从以下几个方面做好预防，正确护理、喂养方式能让你在坚持母乳喂养的同时，依然保持挺拔的胸形。

哺乳期文胸选择要正确

哺乳期间应该戴尺寸合适的文胸，以托住乳房。哺乳内衣要尽量选择手感轻柔的面料，并且要保证其透气性，不要有过多的修饰。同时应该尽量选择浅色系的。对于乳汁分泌过多的女性来说，可以选择内衣上有海绵片的小片塞在内衣上。日常要注意内衣的清洁，要经常拿到太阳底下去晒。

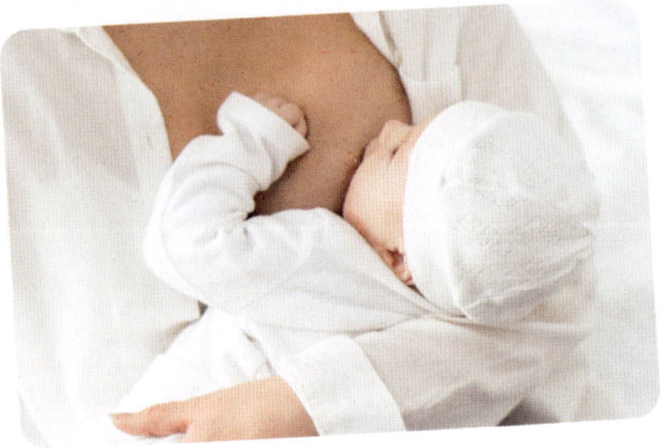

两侧乳房轮流哺乳

很多哺乳妈妈发现，哺乳一段时间后，自己的乳房变得一边大一边小。这是没有养成良好的喂养习惯造成的。新妈妈在给宝宝喂奶时要两侧乳房轮流喂，这样才能使两侧乳房保持大小相同。

喂养姿势要正确

新妈妈在喂奶时，体位要轻松、舒适，全身肌肉要放松，后文我们将会介绍几种常用的喂奶姿势，供各位新妈妈参考。

宝宝正确吃奶动作

- 宝宝的脸朝向新妈妈
- 宝宝含住尽可能多的乳晕
- 宝宝的下巴紧贴乳房，有时鼻尖可以碰到乳房
- 宝宝的上下嘴唇向外翻

母乳喂养真的会影响“性趣”吗

母乳喂养确实会对性欲有一定影响，但影响产后“性趣”的并不是只有这个原因，产后体内雌激素水平降低、新妈妈生活重心改变等都会对夫妻生活造成影响。

身体疲累影响性欲

在为人母的最初阶段，很多新妈妈都会远离性生活，因为为了应付半夜因饥饿而哭闹的宝宝就已经让新妈妈非常累了，在这一阶段，新妈妈对睡眠的渴望远超对另一半的渴望，这其实是极其正常的。

亲子互动影响了夫妻互动

新妈妈每隔几小时就要给宝宝喂奶，跟宝宝之间的互动可能消耗了大部分精力，伴侣的爱抚会让新妈妈感觉更加疲惫，甚至觉得是在浪费宝贵的睡眠时间。

激素水平影响性欲

在宝宝出生后的一段时间里，母乳喂养可以阻止排卵，这时候身体在以自己的方式避免过早重新怀孕。不排卵时，体内的雌激素水平也会相应降低，而雌激素水平降低会直接影响新妈妈的性欲。当然，每个人的感觉是不同的，也有新妈妈会发现，母乳喂养并不会影响性欲。

自信心影响性欲

有的女性在生完孩子后，重新开始性生活时会没那么自信，怕身材不够好；也有的女性会觉得自己更有魅力，因为她们认为母乳喂养是一个温暖而感性的体验，能够让她们对自己的身体感觉良好。

事实上，这种情况并不需要太担心，因为这种暂时性的性欲下降并不会持续太久，而且经过调整也是可以改善的。

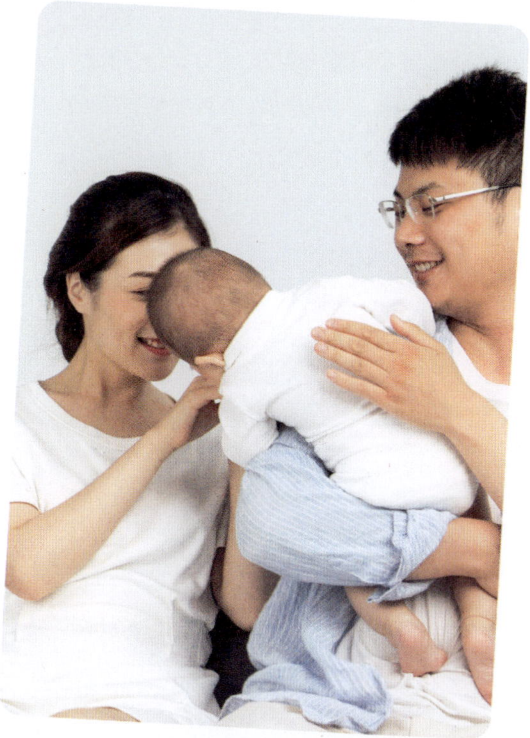

第二章

新生儿期的母乳喂养

每一位母亲的乳汁都是为自己的宝宝量身定制的，以满足宝宝的生长需求。因此，没有两位母亲的乳汁成分是一模一样的。母乳复杂而合理的养分搭配是任何奶粉都难以代替的。而且在母乳喂养过程中，可以很自然地增进妈妈和宝宝之间的感情。

让母乳顺利产出

宝宝终于平安地来到爸爸妈妈身边！虽然新妈妈此时还比较疲惫，但还是要第一时间抱一抱可爱的宝宝，让宝宝早一点吸吮妈妈的乳汁。

新妈妈如何开奶

宝宝吸吮是乳汁分泌的关键因素。宝宝吸吮的频率越高，新妈妈脑垂体接收的信号就越多，乳汁分泌也越多。

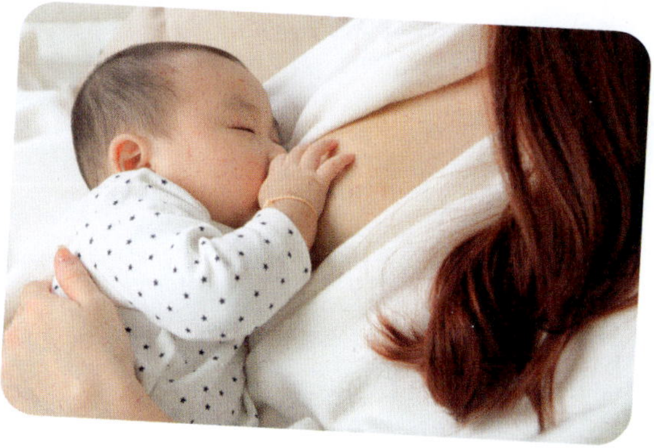

早吸吮早开奶

新妈妈只要让宝宝早接触早吸吮，开奶就成功一半了。这段时间，即使没有乳汁分泌也要让宝宝吸吮，每天坚持让宝宝吸吮 6~8 次，以促进乳汁分泌。在开奶过程中如果乳腺管还没通畅，可以请按摩师疏通，或者使用吸奶器。

按摩乳房

♡ **热敷：**用温热的毛巾两边轮流热敷乳房，每侧 15 分钟。

♡ **环形按摩：**双手置于乳房的上下方，以环形方向按摩整个乳房。

♡ **螺旋形按摩：**一只手托住乳房，另一只手的食指和中指以螺旋形向乳头方向按摩。

♡ **指压式按摩：**双手放在乳房两侧，由乳房向乳头挤压。

两侧乳房都要喂

先让宝宝吃完一侧乳房，然后再吃另一侧。每侧乳头每隔 2~3 小时要让宝宝吸吮一次。有些宝宝食量比较小，吃一侧乳房的奶就够了，另一侧乳房无法得到吸吮，可以借助吸奶器。下次喂宝宝时就需要从另一侧开始哺喂，否则长期只吃一侧，就容易出现乳房大小不一的情况。

新妈妈在哺乳结束后，可以在离乳头 3 厘米处挤压乳晕，以排空余奶，促进乳汁分泌。另外，新妈妈在哺乳期间一定要注意营养和休息，保持充足的睡眠，对乳汁分泌也是有帮助的。

开奶后的注意事项

了解一些开奶后的注意事项，让母乳喂养更加顺利和轻松。

切忌进补汤水

开奶并不需要产后立即补催奶汤，新妈妈分娩后大多会面临乳腺管不通的问题，这时摄入过多进补汤水，会出现奶量增多但无法排出的情况。乳汁淤积在乳房里容易引起乳腺炎。在分娩后的几天，新妈妈要饮食清淡，避免吃油腻的食物，建议产后 3 天再调整饮食结构。身体健康、奶水分泌正常的新妈妈只要合理饮食，可以不必专门喝催奶汤。

母婴同室，按需哺乳

母婴同室就是新妈妈和宝宝待在同一间房间，可以保证随时哺乳。按宝宝需求哺乳，只要宝宝想吃奶，就给他吃。这是由于每个宝宝的生长发育不一样，胃容量也不一样，有的宝宝可能吃得比较多，有的可能吃得比较少，无法规定具体的喂奶时间和次数，日后宝宝会形成自己的哺乳规律。

避免乳头受伤

刚开奶的新妈妈，奶量不多，乳头娇嫩，容易被宝宝吸破。为避免乳头受伤，喂奶时应让宝宝含住乳晕吸吮而不是仅仅含住乳头，控制好吸吮时间。如果乳头破皮、皲裂或流血，可以把乳汁挤出来或者用吸奶器吸出来。

注意护理乳头

哺乳后，不要生硬地从宝宝口里拽出乳头，要用手指顶着宝宝的嘴边把乳头轻柔地拉出。哺乳结束后，新妈妈可挤出少量乳汁涂在乳头和乳晕上，滋润乳头。乳汁具有抑菌作用，能够修复表皮。

珍贵的初乳

“初乳赛黄金”，新妈妈产后7天内分泌的乳汁就是初乳，富含抗体、蛋白质和各种酶类，这些物质对宝宝来说是其他任何食物都无法比拟的。初乳是最适合宝宝食用的“特制餐”。

吃初乳，抵抗力更强

宝宝刚出生时处于比较兴奋的状态，出生后的10~30分钟吸吮反射最强，能够本能地吸吮乳房。宝宝趴在妈妈怀里能够感受到来自妈妈的呼吸声和心跳声，这对宝宝来说是非常熟悉的，能够增加宝宝的安全感，使宝宝尽快安静下来。

宝宝尽早吸吮能够得到妈妈珍贵的初乳。初乳中含有很多成熟乳中不包含的营养成分和抗体。母乳中的抗体主要存在于初乳中。吃了全部初乳的宝宝，身体抵抗力往往更强。

有时候新妈妈没有胀奶的感觉并不代表没有奶水。首次哺乳大概只有10毫升，即便是第3天，哺乳量也不足30毫升。这些珍贵的初乳虽然不易挤出来，但靠着宝宝的吸吮都能够吸出来。

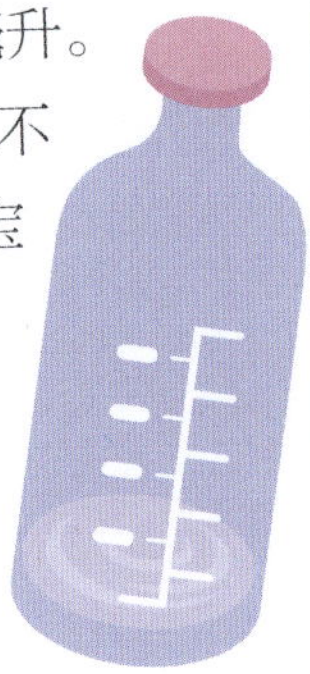

母乳喂奶时间

新生儿没有固定的喂奶时间，按需哺乳即可。宝宝刚出生，消化系统还不健全，开始喂食时应少量多次，及时喂奶。如果宝宝想吃奶就立刻哺乳。

按需哺乳使宝宝获得需要的乳汁，还能有效地刺激泌乳。宝宝出生后前3~4天，1.5~2小时喂一次，白天哺乳8~10次，晚上需要多次喂夜奶。

当宝宝3个月大时，大概每4小时喂一次，白天哺乳4-5次，夜间1~2次。6个月时，白天哺乳2~4次，加喂一些辅食。10个月时，除辅食外，每天哺乳2次，早晨及晚上临睡前各一次。

产后乳汁不够，要不要喂奶粉

宝宝的第一口奶最好是母乳。宝宝出生时体内有一定的热量储备和血糖维持能力，以及较为丰富的可以快速供能的棕色脂肪。刚出生的宝宝胃容量只有5毫升左右，因此即使妈妈产后乳汁少，一般情况下也能满足宝宝的需要。

研究发现，出生第2天的宝宝就有味觉能力，而且对甜味比较敏感。如果宝宝觉得母乳没有奶粉味道好，而且宝宝吸吮母乳较费力，吸奶瓶很轻松，可能以后就不喜欢吃母乳了。坚持第一口奶喂母乳，才能避免宝宝以后对母乳产生排斥心理。对于剖宫产妈妈，产后乳汁分泌不够也是正常现象，此时新妈妈不可放弃哺乳，还是坚持每天让宝宝吸吮8~12次，以加速乳汁分泌。

如果宝宝哭闹得厉害，可以用小勺子或不带针头的一次性医用针管喂宝宝一点配方奶，尽量不要让他用奶瓶。

母婴隔离，怎么吃初乳

如果宝宝因为早产、新生儿黄疸等原因和新妈妈分开，不能立即吃到初乳，新妈妈可以把初乳挤出或用吸奶器吸出来，用干净的容器密封储存。

由于初乳量比较少，挤出时比较困难，新妈妈可适当用手多按摩乳房或是用毛巾热敷。如果医院允许，新妈妈可以将刚挤出的初乳交给护士，拿给宝宝吃。如果宝宝暂时吃不到初乳，新妈妈还可以将挤出的初乳放到冰箱里储存起来。在此期间，新妈妈应按时挤奶，避免乳汁淤积。

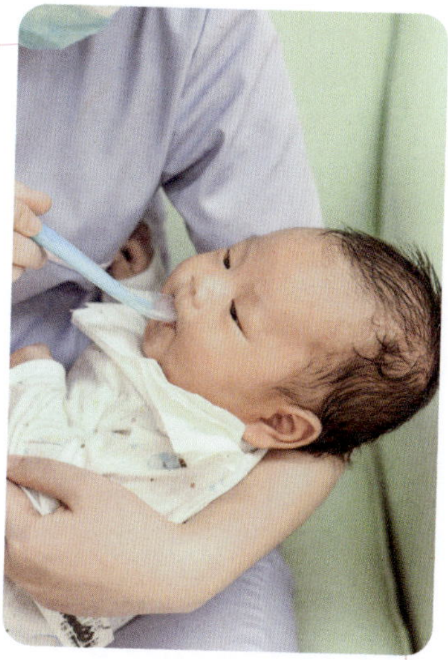

变化的乳汁

新妈妈的乳汁能够满足宝宝不同阶段的营养需求，乳汁分为四个阶段，不同阶段的营养素略有差异，但总体来说是与宝宝的需要相适应的。

乳汁的四个阶段

初乳

初乳的颜色呈透明、黄色或淡黄色，分泌量较少但营养价值高。初乳含丰富的矿物质和维生素，还能帮助宝宝及早排出胎便。

初乳中蛋白质含量更高，糖和脂肪含量较低，更适合宝宝吸收。且富含免疫球蛋白，能够保护宝宝免受细菌和病毒的感染。

过渡乳

产后7~10天，新妈妈的乳汁分泌量变多，乳房也会变得大而硬挺。此时的乳汁颜色逐渐变白，蛋白质相对减少，脂肪、乳糖逐渐增加，是初乳向成熟乳的过渡阶段。

在母乳喂养的初期，宝宝对母乳的需求量增加，每隔1.5~2小时就要吃一次奶，每次吃奶时长在10~15分钟。母乳易于消化，因此新妈妈每天需要哺乳8~12次。

成熟乳

分娩后约15天，新妈妈的成熟乳才慢慢出现。成熟乳呈白色，质地较稀，含有更适合宝宝的蛋白质、容易吸收的脂肪和更多的乳糖、丰富的维生素和矿物质，能够配合宝宝的需求来分泌，满足宝宝的需要。宝宝的吸吮次数越多，乳汁的分泌也会越多。

晚乳

产后10个月后，乳汁的分泌量会逐渐减少，在宝宝的营养结构中的贡献也相对减少。

各阶段母乳成分变化表(克/升)

成分	初乳	过渡乳	成熟乳
蛋白质	22.5	15.6	11.5
脂肪	28.5	43.7	32.6
碳水化合物	75.9	77.4	75.0
矿物质	3.08	2.41	2.06
钙	0.33	0.29	0.35
磷	0.18	0.18	0.15

前奶后奶大对比

母乳能随时根据宝宝的状况，应不同时间、需求，分泌出不同的乳汁，甚至一天中不同时刻分泌出的乳汁成分也会有所不同，这恰恰是母乳的神奇之处。

前奶

前奶指的是宝宝每次吃奶最先吸出来的奶水，看起来较稀薄、清淡。前奶含水量大，主要作用在于给宝宝解渴。因此，如果是母乳喂养的宝宝，在出生后的6个月内，若无特殊情况，无须额外补充水分。前奶中也含有丰富的矿物质、维生素、蛋白质等营养物质，对于宝宝的身体健康有很大帮助。

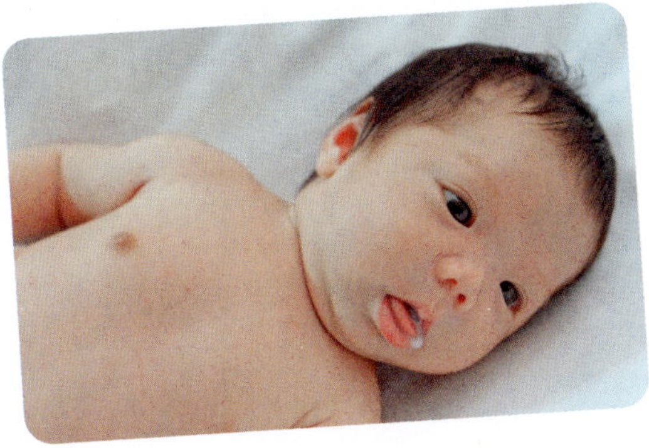

后奶

后奶指每次哺乳几分钟以后产生的奶水，所含脂肪较多，水分较少，看上去较黏稠，呈乳白色，其中含有丰富的脂肪、乳糖、蛋白质等营养素，能增加宝宝的饱腹感，为宝宝发育提供热量。

前奶和后奶没有严格的分界，变化是循序渐进的。一般来说，宝宝每次吃奶，3~5分钟就吃完前奶了，只要宝宝继续吃，就能吃到后奶。

各部分乳汁成分变化表(克/升)

成分	前奶	后奶
蛋白质	11.8	7.1
脂肪	17.1	55.1

喂奶的舒服姿势

正确的哺乳姿势可以促进宝宝的口腔发育，且有利于吸吮。

宝宝正确衔乳步骤

1

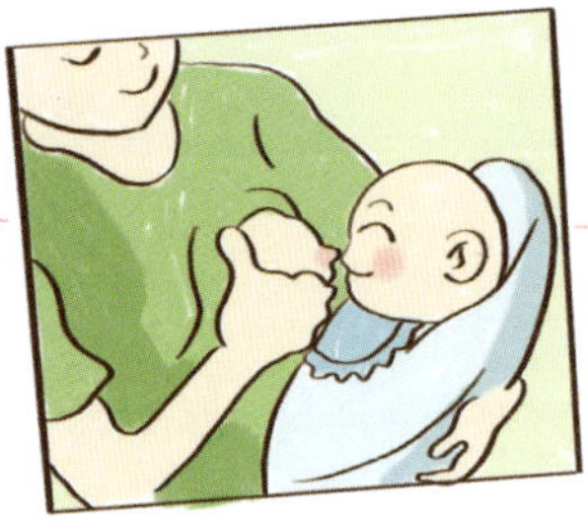

尽量让宝宝张大嘴，好像打哈欠一样。妈妈可以控制乳头，轻触宝宝的上嘴唇或者鼻尖，宝宝就会把嘴张大，同时头也会略微后仰，此时妈妈趁机将乳头放入宝宝的嘴巴。

2

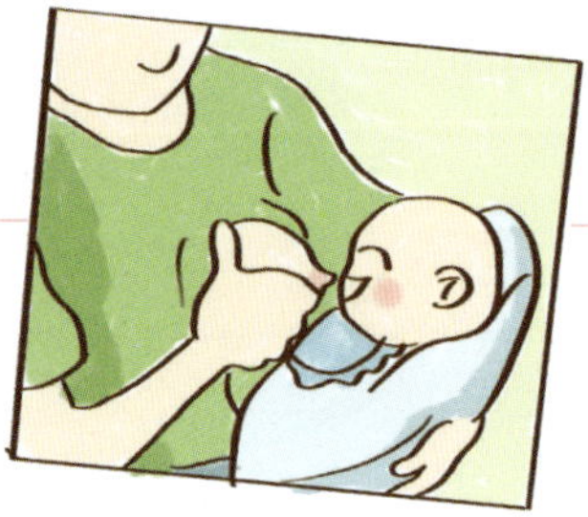

当宝宝正张大嘴时，将乳头对准嘴中心，让宝宝的嘴含住乳房，同时将宝宝拉近自己，不要将胸部前倾到宝宝嘴边，这样容易使妈妈腰酸背痛。

3

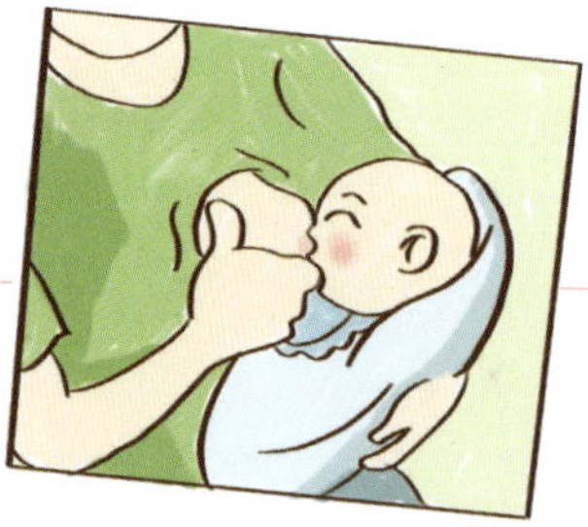

宝宝衔乳不是只衔乳头，而是含住大部分乳晕，让宝宝的舌头压住乳窦。乳窦位于乳晕下方，储藏着乳汁，当宝宝吸吮时，能够挤出足够的乳汁。

4

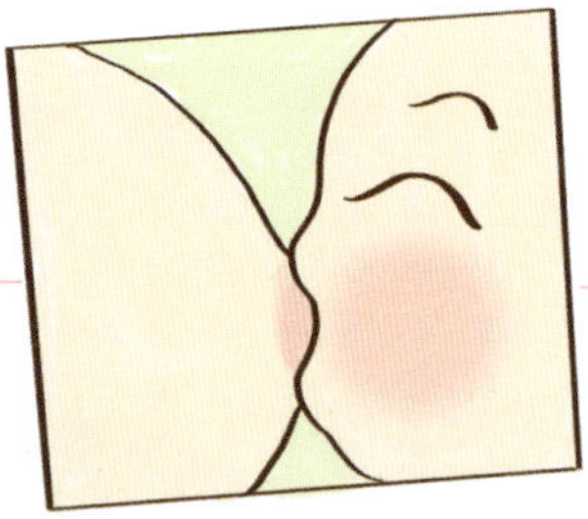

宝宝含住乳头时，嘴唇应该向外翻，环抱住乳晕部位，舌头贴在乳房下。如果宝宝嘴唇内吸，会使妈妈感到疼痛。这时，妈妈可以轻压宝宝的下巴，促使宝宝下唇向外翻。

各种喂奶姿势

半躺式：最舒服的姿势

这种姿势在分娩后的最初几天是非常合适的。新妈妈不必起身，后背用枕头垫高，斜靠着躺卧，让宝宝趴在妈妈的身上，宝宝会自己找乳房。半躺式的方法可以使新妈妈全身放松，宝宝全身和妈妈贴在一起，可以用手抚摸宝宝，增加亲子之间的亲密感。

摇篮式：最简单的姿势

这种姿势也称为搂抱式，这是最简单易学的姿势，也是采用最多的姿势。新妈妈可以坐在椅子上，用手搂住宝宝的肩和背，让宝宝的头枕着妈妈的前臂，妈妈的手臂环绕着宝宝，宝宝的屁股靠近妈妈的大腿根部，妈妈托好宝宝的屁股，让宝宝整个身体都依靠在妈妈怀里，高度和妈妈的乳房平齐。

交叉摇篮式：更适合早产宝宝

这种姿势和摇篮式差不多，只是将托着宝宝的手臂跟摇篮式的反过来。用宝宝要吃那边乳房的对侧胳膊抱住他，一只手扶住乳房，将他搂向自己。比如宝宝是右躺在妈妈的怀中，就用左手托着乳房。

橄榄球式：适合剖宫产新妈妈

将宝宝放在妈妈身体一侧，妈妈用同侧的胳膊搂着他，手从后边抱着宝宝的后颈和肩部，另一只手托着乳房。这样容易观察宝宝是否已经叼牢乳头，以便形成有效吸吮。新妈妈可以在腿上放个垫子，宝宝会更舒服一些。

侧卧抱法：适合夜间哺乳

新妈妈在床上侧卧，使宝宝的嘴和自己的乳头保持水平方向。一只手揽着宝宝，另一只手将乳头放在宝宝嘴里。这种方法可以让新妈妈在宝宝吃奶的时候得到休息和放松。

剖宫产妈妈哺乳

整个孕期，新妈妈的乳房都在为哺乳做准备，哺乳是一个非常自然的过程，作为一位母亲，与生俱来具有哺育宝宝的天性，剖宫产妈妈也是这样。奶水的量虽然由个人体质决定，但后天努力也很重要，所以剖宫产妈妈不要轻易放弃母乳喂养，产后尽早哺喂宝宝。

剖宫产妈妈也要尽早开奶

分娩方式对母乳喂养的影响很小，但剖宫产妈妈由于没有经过自然分娩过程，体内的泌乳素不足，乳汁分泌不及自然分娩的新妈妈快。下奶晚并不是没有奶，术后需要几小时恢复体力，一旦感觉能够哺乳了，就可以让宝宝吸吮。

对腹部带有伤口的新妈妈来说，术后腹部伤口和宫缩的双重疼痛会让新妈妈感到十分疼痛。但专家表示，及时让宝宝吸吮乳头，可以刺激子宫收缩，减少出血，促进子宫恢复。

从宝宝出生开始，新妈妈体内的激素就开始自我调节，无论顺产还是剖宫产，为了母乳喂养顺利进行，新妈妈在产后第一时间跟宝宝肌肤接触，每天频繁喂奶 8~12 次，在术后尽早让宝宝多吸吮乳房。

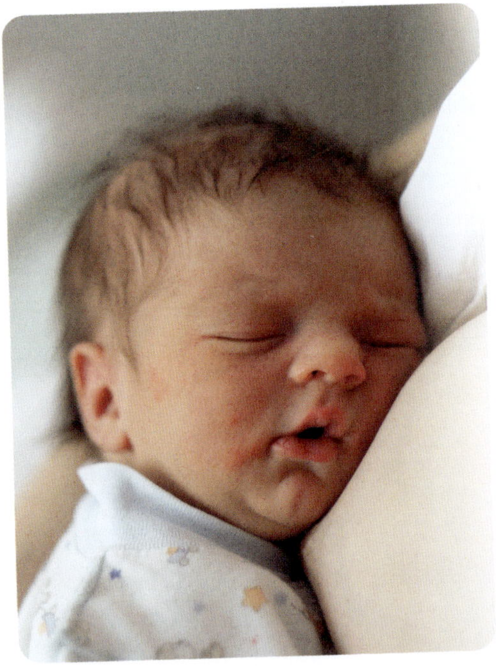

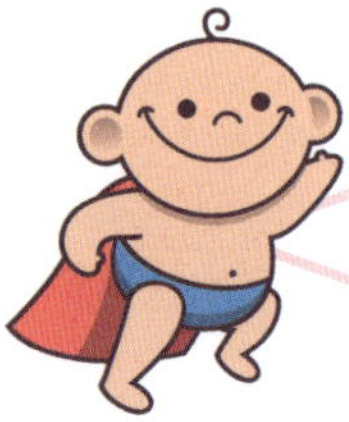

给新爸爸的话

剖宫产时的麻药不会影响喂奶，新爸爸要鼓励新妈妈进行母乳喂养。而且剖宫产一般是硬膜外麻醉，麻药的剂量不会对奶水造成影响，产后 30 分钟内喂宝宝奶水也不会对宝宝产生影响。

剖宫产产后哺乳姿势

正确舒适的体位和宝宝衔乳姿势，能够增强新妈妈哺乳的信心，这也是剖宫产妈妈母乳喂养成功的第一步。

床上橄榄球式

新妈妈背靠床头或取半坐卧位，背后放一个背靠垫。把枕头或棉被叠放在身体一侧，其高度约在乳房下边，将宝宝的臀部放在垫高的枕头或棉被上，腿朝向新妈妈身后，新妈妈用胳膊抱住宝宝，使他的胸部紧贴妈妈的胸部。新妈妈用另一只手托住乳房，让宝宝含住乳头和大部分乳晕。

床下橄榄球式

新妈妈坐在床边的椅子上，尽量坐得舒服，身体靠近床沿，把宝宝放在床上，用棉被把宝宝垫高到适当的高度，宝宝的身体朝向妈妈，宝宝的嘴可以含住乳头。

剖宫产妈妈哺乳问题答疑

子宫收缩会影响愈合吗

宝宝吸吮乳房可以刺激子宫收缩，减少子宫出血，同时还能降低术后大出血的风险。子宫收缩得越快，新妈妈复原得也越快。不过剖宫产妈妈喂奶时出现子宫收缩，会比较疼，要注意调整好喂奶姿势。

开奶慢需要催奶吗

宝宝本身胃容量小，出生后的2~3天内因为要排出胎便和肺里的羊水，并不太会饿。新妈妈不用着急催奶，每天保证让宝宝吸吮乳头8次以上即可，宝宝的吸吮也是最好的催奶方式。一般2~3天后，剖宫产妈妈就会开奶了。

乳房不胀是不是没奶

一般情况下，剖宫产妈妈没有经历顺产的过程，体内的泌乳素分泌不足，所以不会很快感觉到乳房胀痛。但是从宝宝出生开始，新妈妈体内的激素就开始自我调节，如果等到乳房胀痛时再让宝宝吸吮，有可能造成积奶。

用奶瓶喂奶会发生乳头混淆吗

剖宫产妈妈开奶比较晚，在宝宝出生前几日可能需要喂配方奶，这时不建议使用奶瓶直接喂宝宝，有可能造成宝宝发生乳头混淆，不再吸妈妈的乳汁。可以用勺子来喂宝宝，虽然比较慢，但不宜让宝宝接触人工奶嘴。

有乳头问题怎么母乳喂养

新妈妈乳头扁平、凹陷等问题大多是先天性的，新妈妈不必特别焦虑，可以通过适当的方法矫正。矫正乳头问题最好在孕期进行，便于宝宝出生后可以顺利哺喂。

乳头扁平

乳头扁平是指乳头和乳晕在一个水平面上，没有乳头颈，没有乳头凸起的特征。很多孕妈妈担心自己乳房扁平会妨碍宝宝吸吮，不能进行母乳喂养。其实，在哺乳过程中，乳房的伸展性比乳头的形状更重要。

宝宝吸吮乳房并不是吸吮乳头，乳头部分只占吸吮部位的1/3，除此之外，还应该包含乳晕和部分乳房组织。所以，妈妈要注意乳房组织的伸展性，不仅仅是乳头的形状和大小。

乳头扁平的新妈妈可以经过宝宝几次有效吸吮得到改善。宝宝饥饿时，吸吮力较大，能够慢慢帮助新妈妈矫正乳头扁平。

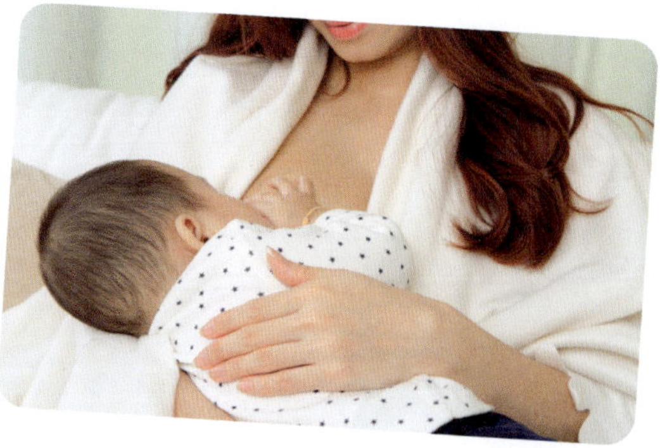

改善乳头扁平

若想促进乳房延展性，洗澡时可用温水由下往上冲洗乳房，或做简单的乳房按摩，促进血液循环，增加乳房伸展性。

增长乳头，可用食指和拇指拉出乳头，坚持2分钟，反复数次，或者使用乳头牵引器。

乳头过大

乳头过大不利于宝宝吸吮。宝宝在含乳的时候只能含住乳头而无法含住足够的乳晕，导致无法刺激输乳窦分泌乳汁，或因为乳头过大引发作呕反应。

乳头过大的原因

乳头过大一般与遗传因素相关，也有可能与体内激素水平相关，当新妈妈体内雌激素或孕激素分泌旺盛时，就会导致乳头发育过度。此外，当宝宝吸吮的力气过大时，可能会导致乳头变大、乳头颈变长。二胎妈妈这个问题比较明显。

乳头凹陷

新妈妈乳头向内凹陷，称为乳头凹陷。乳头凹陷分为真性凹陷和假性凹陷，主要在于乳房的伸展性。如果用手通过牵拉刺激能使乳头凸出就称为假乳头凹陷，如果不能纠正就是真性乳头凹陷。

乳头凹陷分为三种程度：一度为部分乳头凹陷，可以轻易挤出；二度为乳头完全凹陷，乳头较正常乳头小，可以挤出但不能持久；三度为乳头完全埋藏在乳晕下方，无法挤出。如果宝宝衔乳时受到影响，就需要新妈妈在哺乳前通过手动牵拉或借助乳头矫正器来矫正，使乳头尽量向外凸出。

手动牵拉

♡ 以乳头为中心，双手食指放在乳晕左右两旁，先略向下压，再向两旁推开，然后再推回。

♡ 将双手食指放在乳晕上下两旁，重复以上操作。

♡ 手指呈“V”或“C”形，按压乳晕后面的乳房，将乳头向外推。

♡ 用拇指和食指紧紧捏住乳晕，稍用力向上牵拉乳晕和乳头，反复牵拉。

器具牵拉

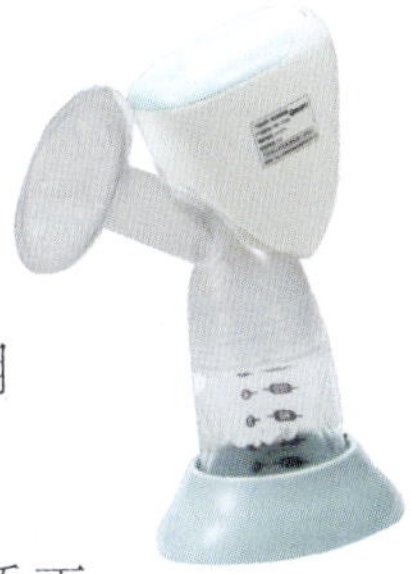

♡ **吸奶器：**每日应用吸奶器吸乳头数次，利用其负压促使乳头膨出。

♡ **乳头矫正器：**乳头矫正器是一种矫正乳头凹陷的简易装置，利用真空负压原理和皮肤牵引扩张原理，持续牵拉凹陷乳头，延长乳腺管、乳头平滑肌、乳晕下结缔组织。

♡ **乳头保护罩：**它是硅胶做的仿真乳头，可以紧贴在妈妈的乳头上，帮助宝宝进行吸吮。

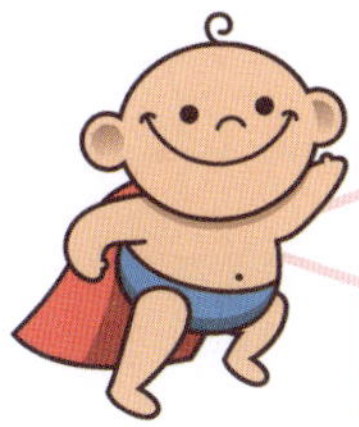

给新爸爸的话

乳头凹陷的新妈妈，由于宝宝无法有效吸吮，容易导致乳汁淤积。新妈妈应根据需要进行乳汁疏通，以免出现乳汁堵塞乳腺管。新爸爸可以及时请专业的母乳喂养师进行诊断。如果新妈妈乳房凹陷不严重，通过宝宝的吸吮，可以渐渐恢复正常。

特殊宝宝的哺乳

如果条件允许，新妈妈都应该坚持进行母乳喂养。少部分特殊情况的宝宝，可能在母乳喂养时遇到更多困难。对于这些特殊宝宝，新妈妈需要更有耐心。

早产宝宝

早产宝宝是指在孕37周以前出生的宝宝。早产宝宝吸吮及吞咽能力均较弱，贲门括约肌松弛，所以哺喂时容易发生呛咳、呕吐等现象，需格外用心养护。

哺喂早产宝宝以母乳最好，如果母乳不足，才考虑用早产儿配方奶进行人工喂养。早产宝宝对糖的消化吸收最好，其次为蛋白质，对脂肪的消化吸收能力最差。因此，如果采用人工喂养，选择半脱脂奶较为理想。

喂奶间隔时间

早产宝宝的喂奶频率可根据宝宝的体重来安排。但要注意，具体哺喂时间和次数还是要依据宝宝的个体差异而定。

夜间可以适当延长喂奶间隔时间。如遇到摄入量不足、体质较弱、吸吮力差、进食欠佳、易吐的早产宝宝，白天和夜间均以少量多次哺乳为宜。

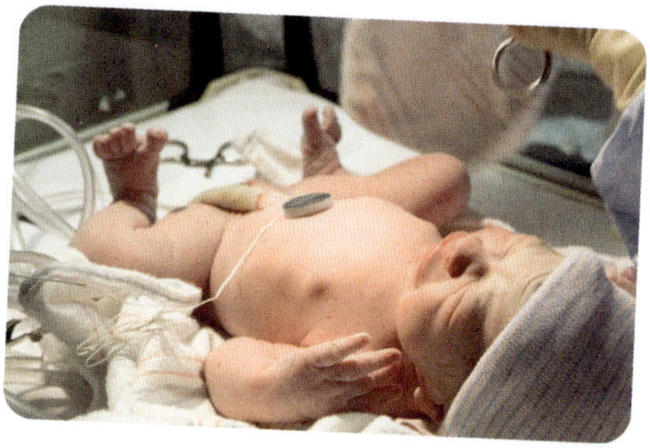

哺喂时间

早产宝宝可于出生后2~4小时开始喂葡萄糖水，试喂1~2次，如果没有出现不良现象，可于6~8小时后改喂奶液。

曾出现皮肤青紫、呼吸困难、体重过低等问题，或者是通过剖宫产手术生产的早产宝宝，医生会根据具体情况给宝宝进行静脉滴注10%葡萄糖液，情况好转后才改口服。这些情况医生会做妥善处理。

宝宝体重	喂奶频率
1000~1500克	每1.5小时喂1次
1500~2000克	每2小时喂1次
2000~2500克	每3小时喂1次

喂奶方法

哺喂早产宝宝的方法，应根据宝宝的具体情况而定。

宝宝出生时的情况	哺喂方法
体重较重且已有吸吮能力	可直接哺喂母乳。如果新妈妈仍未开奶或者母乳不足，可用配方奶喂养。要选用小号奶瓶，这样便于奶液保温。奶嘴质地要软，选适合新生儿用的孔径尺寸
体重较轻、吸吮吞咽能力不全	用滴管吸取奶水后，沿宝宝的舌根慢慢滴入。但在滴奶时不要向咽喉部灌满，以免呛入气管
孕周小于 32 周、体重小于 1500 克	需为其输入各种和母乳接近的氨基酸和脂类、10% 葡萄糖液、各种维生素和电解质

特别提醒

- 要按需喂奶。早产宝宝吃得慢，新妈妈要有耐心，喂奶过程中给宝宝一定的休息时间。如给宝宝喂奶1分钟，停下来休息10秒，再继续喂，这样可避免吐奶的发生。
- 冲调配方奶的温度要适宜，约 40℃，一般以奶滴在手腕内侧不感到冷或烫为宜。滴管喂养最好在医生指导下进行，切勿盲目乱插管，以免导致宝宝咽喉、食管受损。
- 配方奶要严格按照说明冲调，冲调的浓度不要过高。因为早产宝宝肾脏发育不完善，喝浓度过高的配方奶容易导致身体脱水。
- 喂早产宝宝要特别用心，最好使宝宝处于半卧位。因为早产宝宝的吞咽功能还不完善，有时会发生吐奶或呼吸不协调的现象，致使奶逆流至咽喉部，再吸进肺部，引起吸入性肺炎。

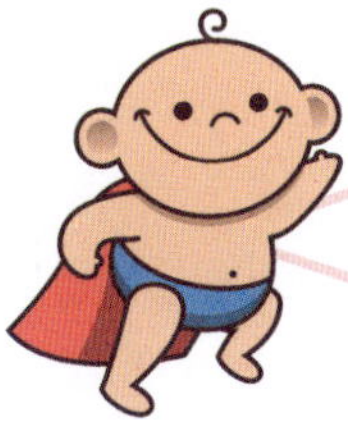

给新爸爸的话

辛苦坚持母乳喂养的新妈妈会因为新爸爸的支持和鼓励感受到更多满足和快乐，因此新妈妈坚持喂母乳的时间也会相对更长。刚开始喂母乳时，新妈妈一定会遇到很多问题，而体内激素的变化和严重缺觉也时常让她感到沮丧，这时候如果新爸爸能温柔地鼓励新妈妈，让她相信自己完全有能力给宝宝提供最健康的母乳，就是对新妈妈最大的帮助。

双胞胎

能够迎接两个小天使的到来，对于新手爸妈来说是意外惊喜。当喜悦多了一份时，辛苦也多了一份。新妈妈无论是在妊娠期间还是坐月子期间，都承受了更大的压力。双胞胎宝宝往往更娇弱，出生后更应该注意喂养。

双胞胎宝宝也要母乳喂养

母乳仍然是双胞胎宝宝最好的食物，很多双胞胎妈妈的经验表明，纯母乳喂养双胞胎是完全可能的。

由于双胞胎宝宝身体相对更弱，体内储糖量不足，新妈妈产后更应该尽早开奶，勤哺乳，刺激乳汁分泌，降低宝宝发生低血糖的概率。

新妈妈要相信自己可以哺喂两个宝宝。其实乳房是根据实际需要分泌乳汁的，宝宝吸吮次数越多，乳汁分泌也会越多。研究表明，单胎妈妈每天泌乳800~1500毫升；双胞胎妈妈每天能泌乳2500毫升，可满足两个宝宝的需要。新妈妈完全有能力同时哺育两个宝宝，只是需要多一点耐心。

新妈妈在哺乳时可以让宝宝互相交换吸吮对侧乳房，比如今天一个宝宝喝左边，另一个宝宝喝右边；明天则调换一下位置。因为宝宝的吸吮能力和胃口有差异，交换吸吮，有助于两侧乳房均匀分泌更多乳汁，也不易造成乳房一边大一边小。

如果新妈妈奶量不足，请及时添加奶粉，采取混合喂养的方式，但仍以母乳喂养为主。

双胞胎宝宝喂养小贴士

由于妈妈孕育两个宝宝，营养素摄入有时不足，导致双胞胎宝宝体内各种营养储备较少，因此要尽早给双胞胎宝宝添加营养素，如钙、铁及多种维生素等，辅食添加应早于单胎宝宝。

双胞胎一起喂

双胞胎宝宝出生后一次只喂一个宝宝比较容易，因为需要分别教会他们如何正确衔乳。当两个宝宝都学会吃奶后，如果宝宝们的睡眠时间基本一致，最好是一起喂。研究表示，同时喂两个宝宝的妈妈，体内的泌乳素要比一次只喂一个宝宝的妈妈多，宝宝能吃到更多的后乳，得到更多的满足。

新妈妈尽量让两个宝宝的作息同步，这样能节省精力。如一个宝宝哭着要奶时，不妨也将另一个宝宝抱来同时喂奶。但是若是另一个宝宝熟睡不吃，也不要勉强。时间长了，双胞胎宝宝还是会慢慢调整到相同作息的。

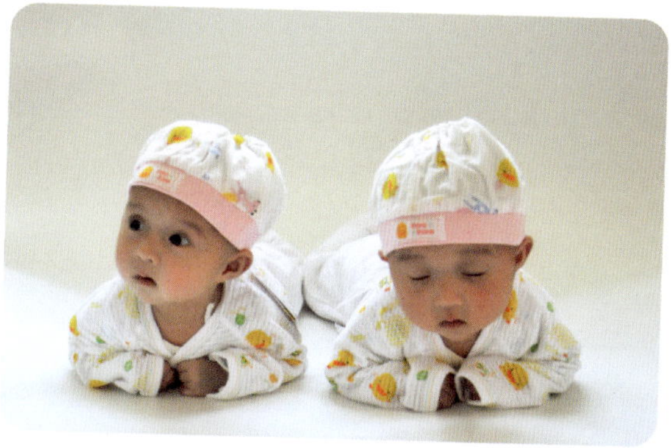

双胞胎哺乳姿势

双足球式

将两个宝宝的头朝向妈妈的乳房，身体在新妈妈臂弯下，并伸向新妈妈身体两侧，新妈妈双手托住宝宝头和脖子。

混合式

用摇篮式抱一个宝宝，用足球式抱另一个宝宝。

双摇篮式

宝宝一边一个侧身躺在妈妈臂弯里，身体在妈妈腿上交叉，新妈妈同时环住宝宝，可以在肘部垫枕头，以便更好地支撑宝宝。

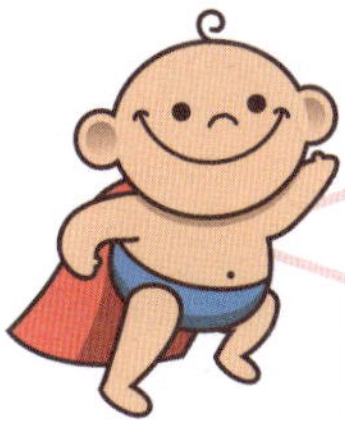

给新爸爸的话

新妈妈必须有足够的营养和充分的休息，乳汁才能够满足双胞胎的需要。双胞胎哺乳是一件很辛苦的事，如果新妈妈尽力了而无法做到最好，或者感到疲惫，心情不愉快，请不要责怪她，新爸爸要告诉她，她是最棒的妈妈。找出新妈妈与宝宝都能达到平衡的方式，保持乐观的心态才是最好的。

过敏宝宝

过敏是宝宝身体对外界环境逐渐适应的过程。绝大多数的宝宝都会在成长过程中努力去适应接触到的一切，通常随着宝宝年龄增长，过敏反应会越来越少。但由于宝宝还比较娇弱，由过敏引发的疾病容易给宝宝带来不良影响，需要引起高度重视。

宝宝过敏的症状

1. 腹泻，大便出现血丝。
2. 皮肤容易长湿疹、红疹，皮肤痒、经常抓挠。
3. 宝宝经常揉眼睛、抠鼻子、流鼻涕、打喷嚏、鼻塞、鼻痒。
4. 连续打喷嚏、喘息、呼吸急促。
5. 眼睛干痒、流泪。
6. 多汗、多动、夜惊、易感冒。
7. 便秘、呕吐、腹泻、腹痛。

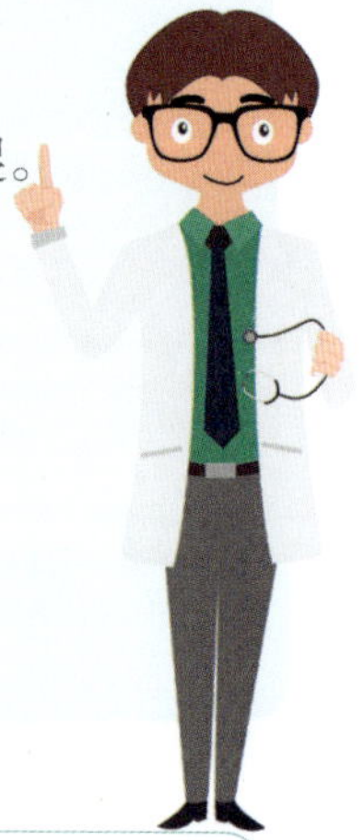

宝宝为什么会过敏

过敏的因素有很多，其中家族过敏史是最主要的原因。爸爸妈妈其中一方有过敏症，宝宝发生过敏的概率是 40%，如果双方都有过敏症，宝宝发生过敏的概率是 80%。

另外，也与宝宝自身的免疫系统发育不成熟、肠道屏障功能不完善有关。

环境因素也是导致过敏的原因之一，比如吸入二手烟，过度使用消毒剂、清洁剂，接触毛绒玩具和宠物毛发、花粉，接触灰尘及各种微生物等。

过度清洁的环境容易埋下过敏的种子。宝宝出生后，接触一些正常的菌类，能够促进宝宝皮肤、胃肠道黏膜表面菌种的生长，有助于宝宝建立完善的免疫系统。

此外，早产宝宝和非哺乳喂养宝宝发生过敏的概率更大。

过敏宝宝怎么喂

过敏是由特定的过敏原引起的。如果妈妈的饮食中含有过敏原，那么就可能进入母乳中。如果宝宝对这种过敏原敏感，就可能产生过敏反应。一般只要妈妈不摄入含有过敏原的食物，母乳中的过敏原也会逐渐消失，宝宝就不会过敏了。

比较容易造成宝宝过敏的食物主要有牛奶及奶制品、豆类、小麦、蛋类、花生、海鲜等，其中牛奶蛋白是最常见的过敏原。过敏原很难完全检测出来，妈妈最好每天记录自己的饮食内容，找出对宝宝可能有影响的食物，先停吃一段时间，观察宝宝的状况，逐一排查。

宝宝对母乳过敏

母乳喂养的宝宝吃完母乳之后长湿疹、腹泻、便秘以及不断打嗝、放屁、吐奶等，说明有可能是对母乳过敏，需要到医院进一步确认。

如果宝宝对母乳过敏症状不是特别重，可以尝试母乳加低敏奶粉混合喂养的方式。母乳对宝宝是最有益的食物，不要轻易舍去，混合喂养的比例要根据宝宝的情况进行调整。

如果宝宝对母乳过敏症状严重，就需要断奶给宝宝喂水解配方奶。根据水解程度不同可以分为3种，即部分水解奶粉、完全水解奶粉和氨基酸奶粉。水解配方奶主要是为了治疗过敏，不适合一直食用。无过敏症的宝宝更不要食用这种特制的奶粉。随着宝宝年龄增长，消化、免疫系统不断发育完善，过敏症宝宝也可以根据医生的指导更换成正常配方奶。

过敏宝宝辅食添加更谨慎

过敏宝宝在喂养上要更加注意，如果不是母乳过敏，就尽量延长母乳喂养到宝宝1岁以后。即使添加辅食，初次添加量要比同年龄宝宝少些，缓慢递加，单种食物添加无过敏症状，再加另一种，循序渐进。

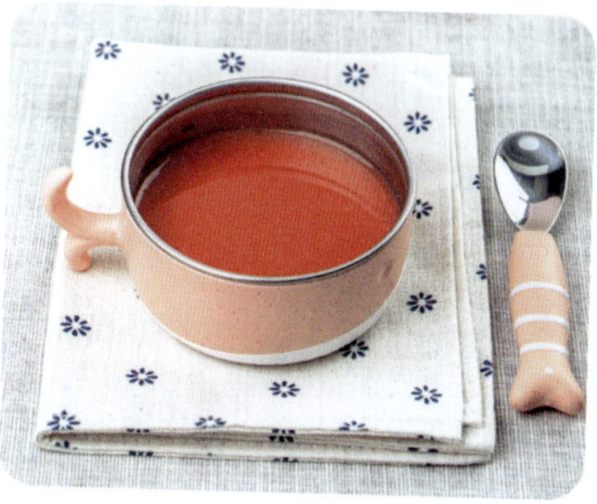

黄疸宝宝

新生儿黄疸是新生儿常见现象之一，80% 的新生儿都会出现黄疸，但绝大多数黄疸是生理性的，不会对宝宝健康造成影响，通常在 7~9 天后就消退了，最长可延迟到 4 周。

新生儿为什么会出现黄疸

胆红素是人体内的一种物质，新生儿每日生成的胆红素明显高于成人，当胆红素积累到一定程度，超过肝脏分解代谢和大便排出的速度，就会出现黄疸。胆红素进入血液循环后，与白蛋白结合送往肝脏代谢。宝宝由于年龄小，白蛋白含量低，就会使一些游离的非结合胆红素进入中枢神经系统，引起胆红素脑病。胎龄越小，白蛋白含量越低，能够结合的胆红素量也越低。

此外，胆红素进入肝脏后，新生儿肝脏摄取胆红素能力不足，结合胆红素能力低下，排泄胆红素的能力也不足，这种情况在早产儿身上更加明显。

新生儿肠道蠕动较差，进入肠道的结合胆红素在肠道中被水解成非结合胆红素，使胆红素再一次被吸收到肝脏。宝宝排胎粪延迟，胆红素的重新吸收率就更高。

生理性黄疸和病理性黄疸

生理性黄疸

足月儿出生后 2~3 天出现黄疸，皮肤呈浅黄色；4~5 天达到高峰，5~7 天消退，最迟不超过 2 周。早产儿黄疸多出现于出生后 3~5 天，5~7 天达到高峰，7~9 天消退，最长可延迟到 4 周。宝宝精神状态佳，吸吮有力。

病理性黄疸

宝宝出生后 24 小时内出现黄疸，或消退后又出现，黄疸持续时间长。宝宝全身呈黄色，尿会染黄尿布，精神状态差，吸吮无力。

初乳可加速胆红素排出

初乳中含有多种微量元素和抗体，可以帮助宝宝预防疾病，还可起到预防黄疸的作用。因为初乳有轻泻作用，可以加速胆红素的排出，产后及时哺乳可以预防黄疸或减轻黄疸。

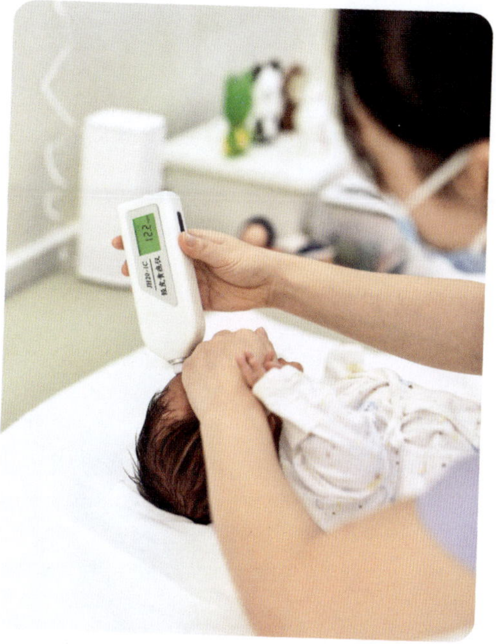

母乳性黄疸要不要哺乳

新生儿黄疸的原因很多，在排除其他原因，停止母乳喂养后，宝宝体内血清胆红素明显下降，再喂母乳，黄疸可能有反复，即可诊断为母乳性黄疸。

母乳性黄疸分为早发性和晚发性两类。早发性黄疸和母乳不足、哺乳不够有关，宝宝在出生后 2~3 天，由于喂养不够，肠道蠕动比较差，肝肠循环增加，肠道内的胆红素又被重新吸收回血液，延长了排出时间，宝宝生理性体重下降也延长，由此出现黄疸，这与母乳本身没有关系，建议补充一些奶粉，按医嘱添加益生菌，多吃多拉。

晚发性母乳性黄疸常常在出生后 4~5 天出现，黄疸延迟消退。母乳性黄疸跟乳汁成分有关，乳汁中含有一种抑制胆红素代谢的物质，增加肝肠循环，造成了母乳性黄疸。

一般母乳性黄疸不需要给宝宝停母乳。除非宝宝黄疸值过高，属于重度母乳性黄疸时，才需要给宝宝暂时停喂母乳，但当黄疸值有所回落，在医生的指导下，要继续母乳喂养，千万不要因为担心就给宝宝从此断母乳。

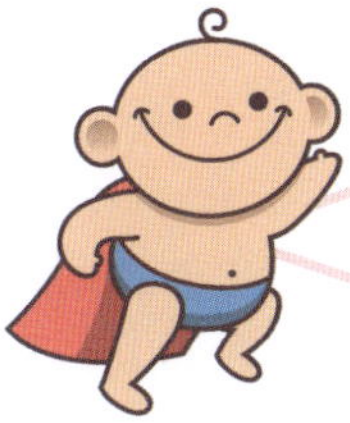

给新爸爸的话

母乳性黄疸是在排除其他病理性黄疸之后的一种除外性诊断。如果宝宝的黄疸是其他疾病引起的，则需要治疗原发病，此时也无须停喂母乳。新爸爸一定要积极协助新妈妈进行治疗。并开导新妈妈，以免她认为是自己的母乳而导致宝宝生病，引起产后抑郁。

新妈妈的营养指导

产后妈妈因分泌乳汁和哺育宝宝的需要，热量和各种营养素的需求要多于一般女性，新妈妈的营养状况不仅关系到自身的身体恢复，而且可通过乳汁的质和量影响宝宝的生长发育。

新妈妈营养需要及参考摄入量

热量

产后新妈妈的基础代谢较未哺乳女性增加20%,《中国居民膳食指南(2022)》建议产后新妈妈在平衡膳食的基础上增加500千卡(1千卡=4.186千焦)的热量。

脂肪

脂肪与宝宝的大脑发育有密切关系，尤其是其中的不饱和脂肪酸有利于宝宝中枢神经的发育。乳汁中脂肪含量和新妈妈膳食中脂肪的摄入量密切相关。因此，新妈妈食物中必须有适量的脂肪，一般占总热量的20%~30%为宜。

矿物质

钙：母乳中钙含量稳定，一般为34毫克/100毫升，当摄入的钙不足时，会影响乳汁的分泌量和乳汁中的含钙量，或者动用母体的钙，导致新妈妈缺钙或出现骨质软化。新妈妈摄入钙量为1200毫克/天。

铁：新妈妈需要摄入适量铁满足自身的需要。建议新妈妈每天摄入铁24毫克。如果缺铁严重，可以考虑补充小剂量的铁剂。

蛋白质

母乳蛋白质平均含量为1.2克/100毫升(成熟乳)，通常每日泌乳量约为750毫升，所含蛋白质在9克左右，但母体蛋白质转换为乳汁蛋白质的有效率为70%。因此，为保证母体的需要和乳汁中蛋白质的含量和泌乳量，产后妈妈每天需额外补充25克蛋白质，即每天80克蛋白质。

维生素

维生素A：可通过乳腺进入乳汁，新妈妈摄入维生素A的量可以影响乳汁中维生素A的含量。建议新妈妈每天摄入1300毫克。一般多食用富含维生素A的食物即可满足。

维生素D：母乳中维生素D的含量很低，但新妈妈对其需求量增加。富含维生素D的食物较少，建议新妈妈和宝宝多进行户外活动，补充维生素D制剂，可以维持维生素D的营养需求和钙吸收。

B族维生素：维生素B_1能改善新妈妈的食欲和促进乳汁分泌，预防宝宝维生素B_1的缺乏，建议新妈妈每天摄入1.5毫克，增加富含维生素B_1的食物，如豆类、瘦肉、粗粮等。母乳中维生素B_2的含量为0.03毫克/100毫升，建议新妈妈每天摄入1.5毫克，饮食上多吃动物肝脏、奶类、蛋类、蘑菇、紫菜等。

维生素C：乳汁中的维生素C与新妈妈膳食有密切关系，建议新妈妈每天摄入130毫克，经常吃蔬菜、水果就可以满足。

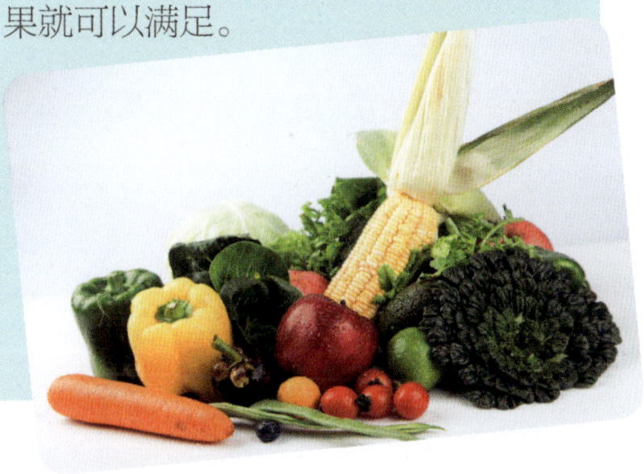

哺乳期膳食指南

哺乳期妈妈一方面要补偿孕期所损耗的营养储备，使身体各器官、系统功能恢复；另一方面还要分泌乳汁。因此，新妈妈的营养补充十分重要。

♡ 每日膳食组成：谷类225~275克，蛋类100~150克，大豆类25克，鱼、禽、畜肉类200克，牛奶300~500毫升，蔬菜400~500克（其中绿叶蔬菜和红黄色等有色蔬菜占2/3以上），水果200~350克，油25克，适当限制食盐。

♡ 忌烟酒，避免喝浓茶和咖啡。

♡ 注重烹调方法，多用炖、煮、炒，少用煎炸的方法烹调食物。将食物炖成汤，有利于乳汁分泌。每日三餐之外可加餐两次。

♡ 食物种类多样，选择有较高营养价值的食物。

♡ 科学活动和锻炼，保持健康体重。合理膳食之外要适当运动，促使机体复原，减少产后并发症的发生。

顺产妈妈产后怎么吃

顺产妈妈分娩时消耗了大量的热量，出血也会导致蛋白质和铁的流失，因此，产后初期会感到疲乏无力，肠胃功能也趋于紊乱。新妈妈这时要注意营养调配，使身体逐渐恢复。

喝点红糖水

产后第二天，恶露开始增多，此时喝点红糖水有利于促进恶露的排出和子宫的修复。但红糖水不宜长期饮用，一般喝 10 天左右，否则会适得其反，使恶露增多。此外，一些活血化瘀的食物也可以促进产后恶露排出，比如木耳、山楂等。

食物以稀软为主

分娩后，新妈妈身体流失许多汗液、血液，还要肩负哺喂宝宝的重任，因此要保证水分的充足摄入。食物要稀一些，而且易于消化。很多新妈妈产后会牙齿松动，食物要以稀软为主。新妈妈不要急于进食肉汤类，产后排乳不畅，过早喝肉汤会使乳汁大量分泌，导致乳房胀痛。随着身体和消化功能的慢慢恢复、宝宝食量的增大，泌乳畅通后就可以适量喝肉汤了。

多吃富含维生素 A 的食物

产后妈妈身体虚弱，尤其是有侧切伤口的新妈妈容易伤口感染，引起身体发热。进食富含维生素 A 的食物有提高机体抗感染能力的作用，促进伤口愈合，如鸡蛋黄、胡萝卜、西红柿等。

补充膳食纤维预防便秘

产后饮食要合理搭配，荤素结合，少吃辣椒等刺激性食物，不可饮酒。如果出现便秘，可以多喝水，促进肠胃蠕动，这样可以缓解便秘。此外，还可以吃一些富含膳食纤维的食物，如苹果、小白菜、西蓝花等。

顺产新妈妈一般在生产 7~8 小时后可以下床活动，休息一段时间后，可以做做翻身运动或轻轻按摩腹部，有助于恢复肠道蠕动，可有效缓解便秘。

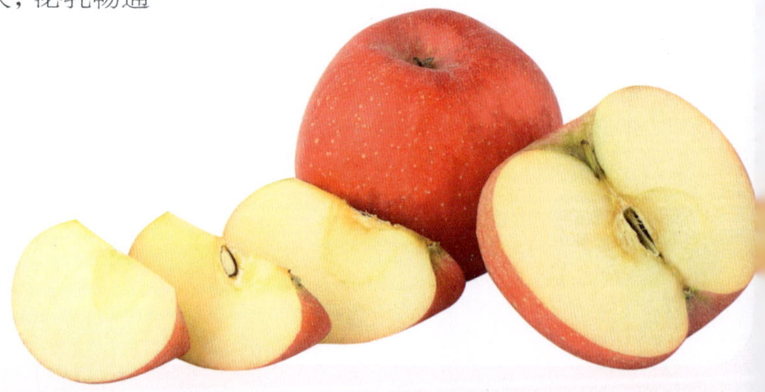

剖宫产妈妈产后怎么吃

剖宫产手术伤口较大，产后进补注意事项较多，新妈妈需要更谨慎。为了促进腹部刀口的恢复，要注意多吃富含蛋白质、维生素 A、维生素 C 的食物以促进身体组织恢复。

产后 6 小时后再进食

剖宫产妈妈手术后需要排气，快则需要 6 小时，慢则需要 1~2 天。手术后 6 小时以内是不可以进食任何东西的,6 小时后可以喝水或者喝点米汤。顺利排气后可以喝点稀粥，等到术后第一次大便后就可以逐渐恢复正常饮食了。此时的饮食也应该以易消化、清淡为主。

吃流质食物

剖宫产妈妈排气之后不能马上吃硬的或难以消化的食物，应该从流质食物开始，产后第二天，由流质食物改为半流食，如软面条、蛋羹、稠粥等，少量多次，每天分 4~5 次进食，在保证营养摄入充足的前提下，适当缓解肠胃负担。

不吃太饱

剖宫产手术时肠道受到刺激，胃肠道正常功能被抑制，肠蠕动相对减慢。如果吃太多会使肠内代谢物增多，这不仅会造成便秘，而且产气增多，腹压增高，不利于新妈妈康复。

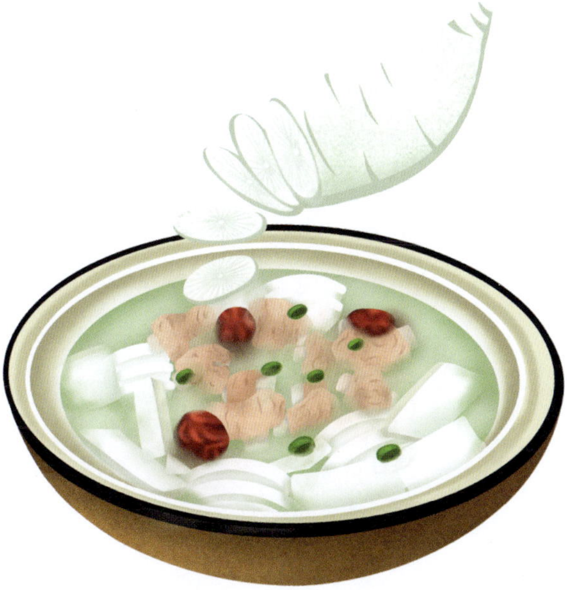

拒绝产气、刺激性食物

剖宫产妈妈在开始进食时应多食用促排气的食物，增加肠胃蠕动，减少腹胀，如萝卜汤。容易胀气的食物，如黄豆、豆浆、红薯等应尽量少吃。

产后由于腹压降低，肠蠕动慢，易出现便秘。油炸、辛辣食物不仅热量高，还会加重便秘，不宜食用。

产后食谱推荐

顺产妈妈第 1 周饮食安排

	早餐	午餐	加餐	晚餐	加餐
第 1 天	小米红枣粥、油菜包	蛋花汤、胡萝卜炒黄瓜、小米粥	牛奶	花生红枣小米粥	苹果
第 2 天	红糖小米粥、煮鸡蛋	菌汤煲、大米粥	薏米红枣百合汤	西红柿菠菜面	藕粉
第 3 天	牛奶红枣粥、煮鸡蛋	蒜蓉西蓝花、豆腐鲫鱼汤、软米饭	香蕉	清炒黄豆芽、馒头	红枣桂圆粥
第 4 天	疙瘩汤、拌菠菜	菌汤煲、番茄炒鸡蛋、软米饭	全麦面包	干贝冬瓜汤、花卷	蒸蛋羹
第 5 天	红薯粥、红枣发糕、拌海带丝	玉米香菇虾肉饺	紫菜蛋花汤	多彩蔬菜羹、平菇肉片、米饭	木瓜牛奶露
第 6 天	黑芝麻杏仁露、牛奶、炒油菜	鸡蛋炒丝瓜、鲫鱼汤、米饭	西红柿鹌鹑蛋汤、草莓	嫩炒牛肉片、虾皮炒小白菜、馒头	鸡蛋豆腐羹
第 7 天	香菇瘦肉粥、蒸鸡蛋、拌菠菜	山药羊肉羹、海带煮干丝、馒头	鸡蛋羹、香蕉	什锦海鲜面	花生红豆汤

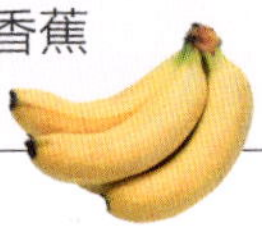

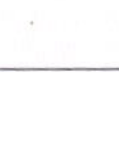

剖宫产妈妈第 1 周饮食安排

	早餐	午餐	加餐	晚餐	加餐
第 1 天	小米汤	稠米汤	牛奶	鸡蛋羹	萝卜水
第 2 天	小米粥	菠菜大米粥	黑芝麻糊	面片汤	萝卜汤
第 3 天	鸡蛋红糖小米粥	莲藕茭白汤、清炒蒿子秆	五彩蔬菜羹	清汤面	牛奶
第 4 天	山药瘦肉粥、蒸鸡蛋	玉米粥、鱼肉豆腐汤、清炒菠菜	萝卜水	南瓜粥、麻油炒猪肝	枸杞红枣粥
第 5 天	黑米粥、豆沙包	青菜巴沙鱼汤面	鸡蛋羹、苹果	明虾炖豆腐、红枣大米粥	牛奶
第 6 天	花生豆浆、香菇肉包	排骨炖山药、面疙瘩	猕猴桃、蛋花汤	黑鱼汤、清炒生菜、红薯蒸饭、	香蕉
第 7 天	红枣莲子粥、素馅包子、芹菜拌花生	蒜蓉西蓝花、黄豆猪脚汤、馒头	蒸鹅蛋	素炒油麦菜、银耳莲子红枣羹、馒头	红豆西米露

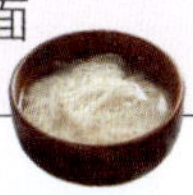

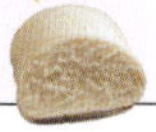

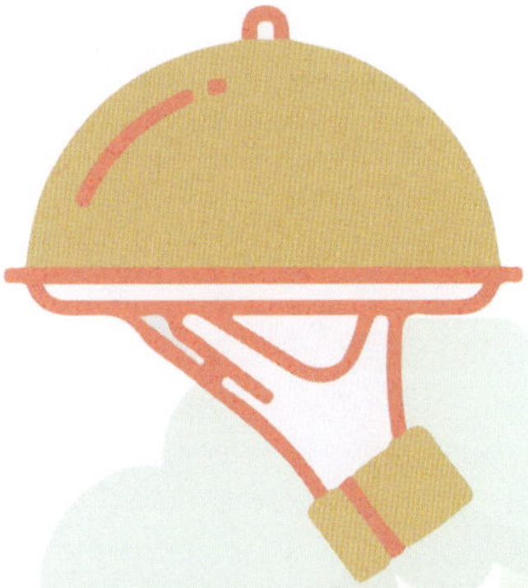

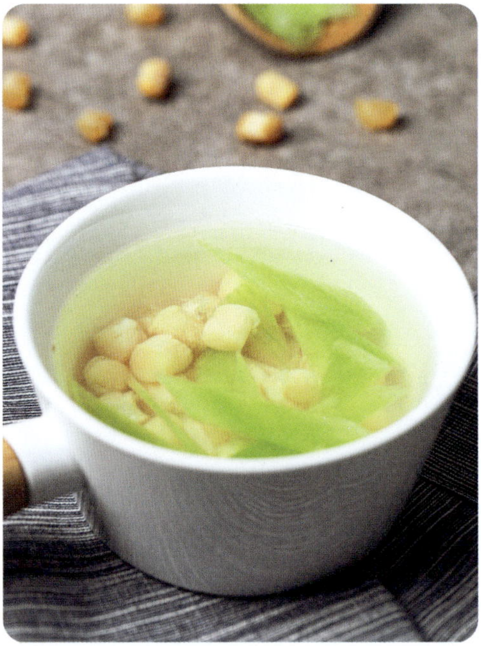

莴笋干贝汤

原料：莴笋 100 克，干贝 50 克，料酒适量。

做法：

1. 莴笋洗净，去皮，切片；干贝洗净，浸泡 30 分钟。

2. 干贝放入碗中，加入料酒、适量水，上锅蒸 10 分钟。

3. 干贝、莴笋片放入锅中，加水煮 15 分钟即可。

对母乳妈妈的好处

莴笋含丰富的膳食纤维，可以促进肠道蠕动，利于排便，还可以增加食欲。这道汤清淡、有营养，非常适合产后妈妈食用。

小米红枣粥

原料：小米 50 克，红豆 20 克，红枣适量。

做法：

1. 小米、红豆、红枣分别洗净。

2. 锅中加适量清水，放入小米、红豆、红枣熬煮 1 小时至黏稠即可。

对母乳妈妈的好处

红枣可以补元气、增气血，对新妈妈的身体有补益功效。小米和胃、易消化，还能为新妈妈补充体力，增进食欲。冬季食用能够改善手脚冰凉的问题，并且具有暖宫的功效。

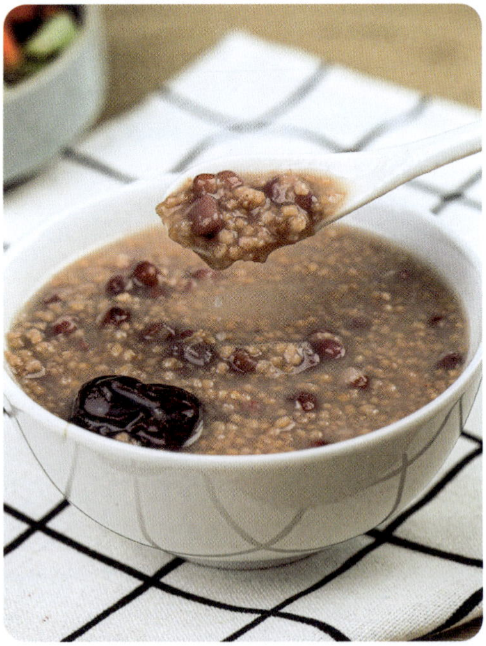

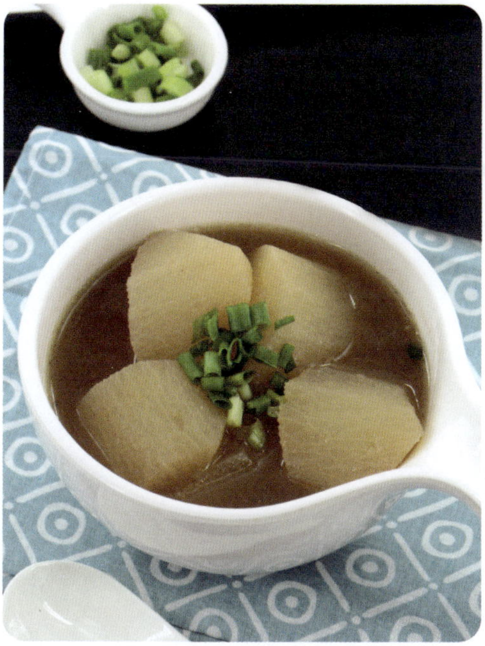

萝卜汤

原料：白萝卜1根，香葱段、盐各适量。

做法：

1. 白萝卜洗净，切块。

2. 锅中放适量清水，倒入白萝卜块，大火烧开后转小火煮10分钟，出锅前加盐调味，撒上香葱段即可。

对母乳妈妈的好处

白萝卜有促进肠道蠕动以及顺气的功效，可帮助剖宫产妈妈尽早排气。

菌汤煲

原料：猴头菌、草菇、平菇、白菜心各50克，干香菇20克，盐适量。

做法：

1. 干香菇泡发，洗净，去蒂；平菇洗净，去根部，撕片；猴头菌、草菇洗净后切开；白菜心掰开，洗净。

2. 锅中放清水，大火烧开，放入香菇、平菇、草菇、猴头菌、白菜心，转小火炖10分钟，出锅前加盐调味即可。

对母乳妈妈的好处

菌汤煲清淡鲜美，有开胃作用，很适合产后虚弱、食欲不佳的新妈妈食用。

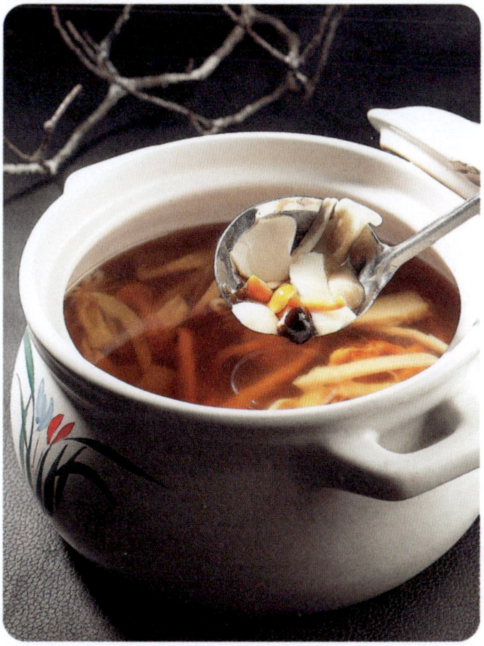

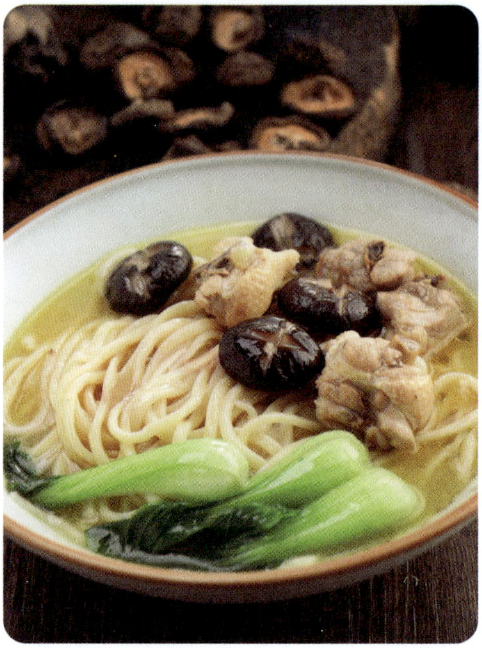

鸡肉香菇面

原料：鲜香菇5朵，油菜20克，面条50克，鸡肉、盐、姜片、料酒各适量。

做法：

1. 鸡肉洗净，切块，焯烫；香菇去蒂，洗净，表面划十字；油菜洗净，焯烫。

2. 油锅烧热，放入姜片，倒入鸡块翻炒，加入香菇、料酒，放适量水炖煮，出锅前放盐调味。

3. 另起锅，倒入清水煮沸，下入面条，煮熟后盛到大碗中，放入油菜，浇入鸡块香菇汤即可。

对母乳妈妈的好处

鸡肉和香菇都含有B族维生素，还含有矿物质钙、磷、铁等成分，非常适合产后新妈妈食用。

黑芝麻红薯小米粥

原料：小米50克，红薯100克，红豆、黑芝麻各适量。

做法：

1. 小米淘洗干净；红薯洗净去皮，切块；红豆提前浸泡2小时。

2. 锅中加适量水，放入红豆，大火煮沸后，放入小米、红薯块、黑芝麻。

3. 中火熬煮40分钟至黏稠即可。

对母乳妈妈的好处

黑芝麻含有人体需要的不饱和脂肪酸、维生素E，具有良好的抗氧化效果；红薯可益气通乳、润肠通便，而且热量较低，有利于新妈妈产后瘦身。

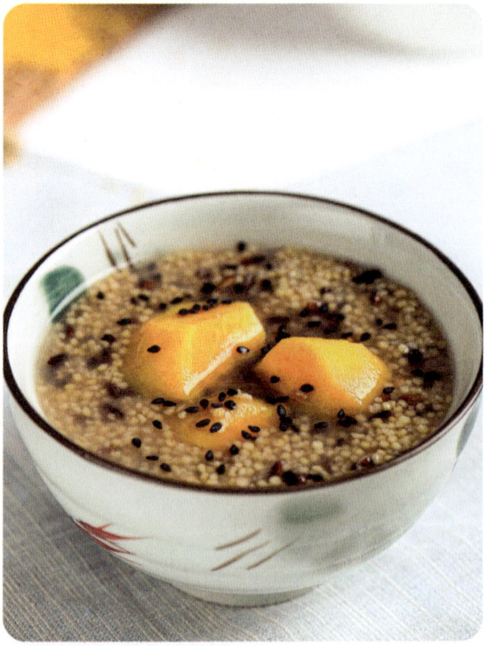

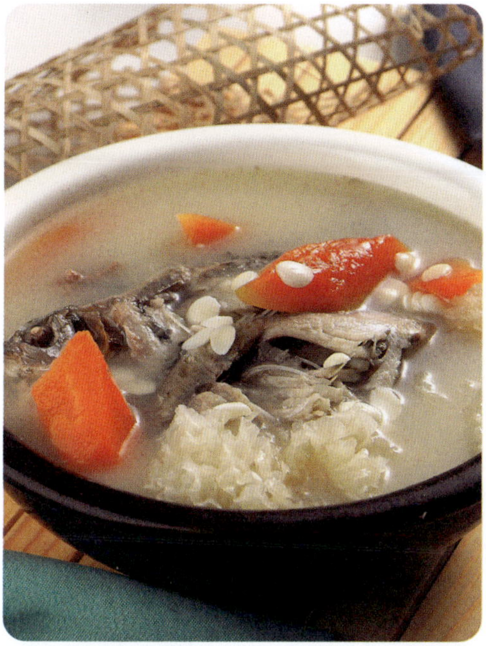

木瓜鱼汤

原料：木瓜 200 克，鲫鱼1条，干银耳 10 克，百合、料酒、姜片、盐各适量。

做法：

1. 木瓜洗净，去皮除子，切块；鲫鱼处理干净；银耳泡发，撕成小朵；百合用水泡开。

2. 将鲫鱼放入锅中，加料酒、姜片、适量水，大火煮沸，放入木瓜块、百合、银耳，转小火炖煮。

3. 煮至鱼熟汤白，出锅前加适量盐调味即可。

对母乳妈妈的好处

鲫鱼有补血、排恶露的功效；木瓜具有促进消化、抗菌消炎的功效，二者搭配食用，可以补养身体，也有助于催乳下奶。

枸杞子猪肝汤

原料：猪肝 100 克，枸杞子 10 克，胡萝卜、盐、香油各适量。

做法：

1. 猪肝洗净，切片；胡萝卜洗净，切薄片。

2. 锅中倒入香油，小火烧热，放入胡萝卜片、猪肝片大火煸炒。

3. 加入适量水，放入枸杞子大火煮沸，转小火熬煮，出锅前加入适量盐即可。

对母乳妈妈的好处

香油小火煎过，温和不燥，有促进子宫收缩的功效；猪肝可以为产后新妈妈补铁补血。

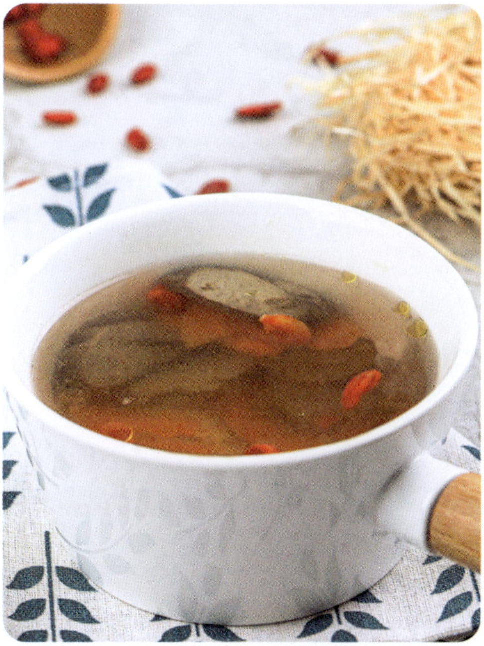

母乳喂养的真相

生过宝宝后，新妈妈体内的激素水平上升，泌乳素也会随之提高，乳房的腺泡受刺激开始分泌乳汁。

刚喂宝宝，乳头会痛

在最开始哺乳的几天，因为宝宝不会含乳头，宝宝吸吮乳汁时未将足够的乳晕含入口中，仅仅含住了乳头的顶部，这样反复吸吮就容易造成新妈妈乳头敏感或疼痛，这在哺乳初期是很常见的。此外，新妈妈的乳头还容易出现皲裂、出血、破损等问题。新妈妈可以采取以下几种措施缓解乳头疼痛。

检查宝宝衔乳姿势

宝宝的舌头应该从下包住含入嘴里的乳房组织，如果宝宝的舌头不能从下含住乳房组织，就会造成妈妈喂奶有痛感。这时要终止宝宝吸奶，注意不要将乳头直接从宝宝口里拔出来，而是用小指从宝宝的嘴角打开宝宝口腔，引入空气 ，降低宝宝的口腔吸力，或者轻按宝宝下巴促使宝宝张口。

妈妈用手掌托起整个乳房，并用乳头刺激宝宝口周皮肤，待宝宝张大嘴时，顺势把乳头和乳晕送入其口中，让宝宝能充分含住乳头。同时，一边喂一边可用手指按压乳房，便于宝宝吸吮。

让乳头自然晾干

喂完奶后要让乳头自然风干，经常让乳头露在空气中，而不是闷在衣服里，也不要让宝宝含着乳头睡觉。乳头皮肤比较娇嫩，要避免长时间的乳头刺激，建议一次喂奶时间在 20 分钟左右。

保护乳头

如果乳头出现皲裂，可以在每次哺乳后涂抹一些乳汁，或者是高纯度的医用羊脂膏，哺乳前清洗干净。洗澡时，避免使用肥皂，否则会加重乳头干燥。

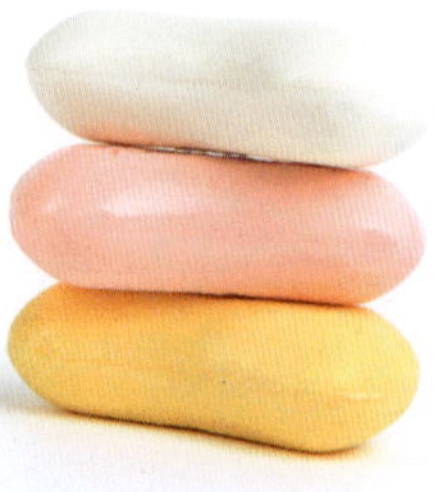

乳房小≠奶水少

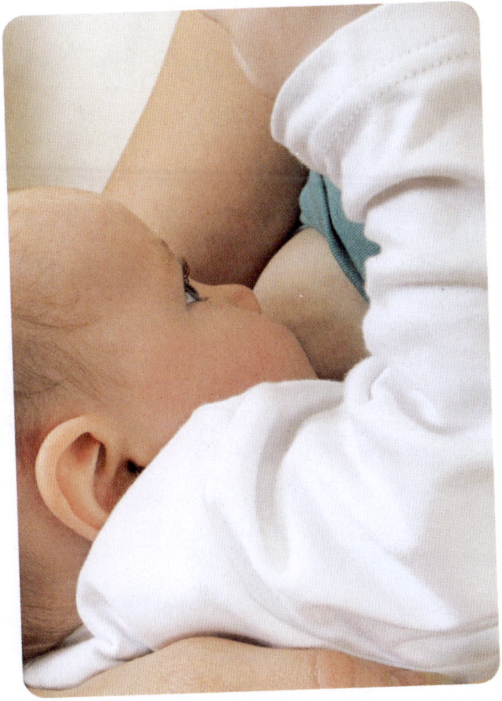

有的新妈妈比较瘦，乳房较小，生完宝宝以后，担心出现乳汁分泌不足、宝宝不够吃的情况。其实乳房主要由脂肪和腺体组成，脂肪掌管着乳房大小，乳腺才是分泌乳汁的地方，控制着泌乳量。只要乳腺发育正常，就算乳房小，乳汁也可以满足宝宝所需。

有的人乳房较大，但其中主要是脂肪和结缔组织，乳腺细胞不多，因此乳汁也不一定多；有的人虽然乳房不大，但受到体内激素的刺激，乳腺组织增大，反而乳汁充足。因此，新妈妈不要因为乳房小就放弃母乳喂养，这样的精神压力会真的导致乳汁不足。

泌乳量和新妈妈身体状况有关。如果新妈妈气血充足，乳腺通畅，乳汁就会比较多。大部分新妈妈，从胎盘娩出后就开始少量泌乳，前期泌乳量都较少，但真正的泌乳量还在于后天的努力。

宝宝多吸吮

宝宝的吸吮是促进泌乳的关键，乳头得到刺激越多，乳汁分泌就会增加。

新妈妈好心情

新妈妈泌乳受到下丘脑的调节，下丘脑的功能与情绪密切相关，因此泌乳受新妈妈情绪的影响很大。心情压抑会促进肾上腺素分泌，使乳腺血流量减少，阻碍营养物质和有关激素进入乳房，乳汁分泌也会随之减少。新妈妈保持身心愉悦可促进泌乳。

按摩促进乳房分泌

新妈妈喂奶前应先用热毛巾热敷乳房，这样做能够促进乳房血液循环。2 分钟后，从外侧边缘向乳晕方向轻轻拍打或按摩，可以促进乳房感觉神经的传导和泌乳。两侧乳房轮流哺喂，每次哺乳后应当用吸奶器将乳汁排空。

第三章

催乳、追奶，给宝宝充足的乳汁

哺乳期一般需要 1 年以上，新妈妈保证乳腺通畅有利于乳汁分泌。催乳需要循序渐进，不只是喝催乳汤就可以了，而是需要多方面的配合。饮食营养固然重要，新妈妈的精神状态、生活习惯各方面相协调才能保证乳汁的顺利分泌。

促进泌乳三大妙招

催乳不一定用各种催乳方、催乳茶。新妈妈如果没有吃好、睡好，心情不好，各种方式都是徒劳。拥有高质量的睡眠、保持愉悦的心情、相信自己可以哺乳是保证泌乳的三大法宝。

好的睡眠有助泌乳

有了宝宝之后，新妈妈的睡眠变得碎片化，很难有集中、大段时间的睡眠时间。新妈妈生产后往往气血不足，若是此时睡眠不足，免疫力会降低，加重气血运行不畅，身体会更加虚弱，可能会生病，而且会影响乳汁的分泌，不利于新妈妈和宝宝身体健康。如果长期睡眠不好，可能会出现回奶的现象。所以在日常生活里一定要有良好的睡眠习惯。

建议新妈妈在宝宝睡觉的时候也抓紧时间睡一觉，白天请家人多照看宝宝。新妈妈尽量补充睡眠，促进身体的恢复和泌乳。

新妈妈产后不宜睡太软的床，最好选用较硬、坚固的床垫。因为新妈妈骨盆尚未恢复，起身或翻身时，软床上容易引起腰部疼痛。

心情愉悦乳汁足

睡眠不足容易使人精神紧张，产生焦虑、悲伤、紧张、不安等情绪，哺乳妈妈的情绪会在一定程度上影响脑垂体泌乳调节功能和体内气血运行的状况，脑垂体泌乳功能下降，奶量也会减少。

睡眠不足会导致精神萎靡，家庭的琐事、哺乳过程中遇到的各种问题都可能使新妈妈心情低落，新妈妈要学会自我调节情绪，对生活保持热情，对美好多一点期待，也和朋友、家人多交流，让自己每天能够快乐地生活和哺乳。

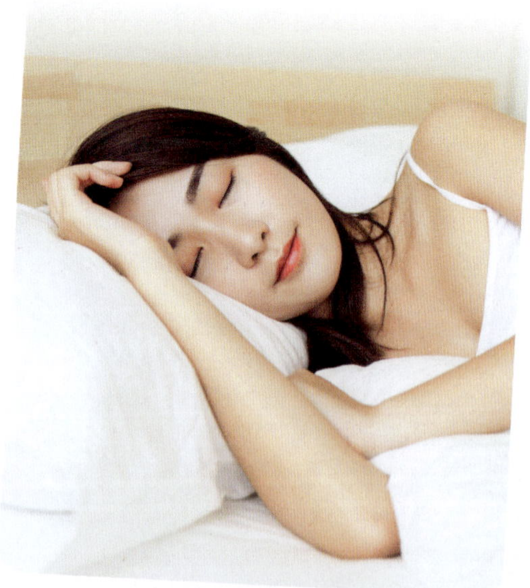

相信自己奶够

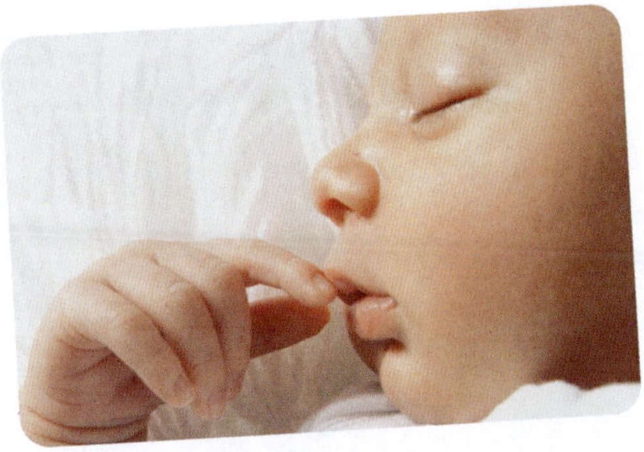

泌乳是个生理过程，每个哺乳妈妈的泌乳量是不同的。部分新妈妈因为各方面的原因，乳汁不能满足宝宝的需要，需要添加奶粉。

但是，很多新妈妈乳汁不足也有“被不足”和“以为自己不足”的原因。国外研究机构随机调查新妈妈的母乳喂养行为时，一边实际测量她们真实的哺乳量，一边用心理学量表询问她们是否觉得自己奶量不够。结果发现，认为自己奶不够的新妈妈，和那些认为自己奶够的新妈妈，在实际哺乳量方面并没有统计学上的差异。因此，觉得奶不够，很多情况下仅仅只是一种心理感受。正常情况下乳汁分泌量在产后会逐渐增多。

产后时间	泌乳量
第 1 天	分泌约 50 毫升乳汁
第 2 天	分泌约 100 毫升乳汁
第 2 周	增加到 500 毫升乳汁
产后 1 个月	分泌约 650 毫升乳汁
产后 3 个月	分泌 750~1000 毫升乳汁
产后 6 个月	分泌约 750 毫升乳汁
产后 6 个月后	分泌约 600 毫升乳汁

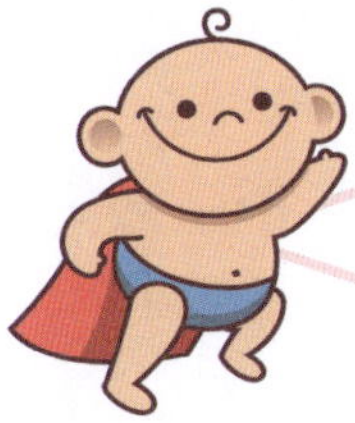

给新爸爸的话

新妈妈的乳房就像一个大工厂，决定乳汁生产的却在于大脑的下丘脑。当乳头神经被刺激，信号传导到下丘脑处，垂体开始分泌催乳素和催产素，乳腺就开始按需生产乳汁，宝宝由此喝到乳汁。只要坚持宝宝多吸吮或者多挤奶，就能维持甚至提高泌乳量。新爸爸一定要让新妈妈保持好心情，这样泌乳才会顺利。

刺激奶阵，让宝宝吃饱

当新妈妈乳房被刺激时，乳汁会快速流出，宝宝这时配合吸吮，能在短时间内吃得饱饱的。

什么是喷乳反射

喷乳反射又叫“奶阵”，是新妈妈在哺乳期，乳房感到膨胀并伴有轻微疼痛感，随即乳汁会呈喷射状或快速滴水状流出的现象。这是因为当宝宝正确衔乳时，刺激哺乳妈妈分泌催产素，催产素促使乳房腺泡上的上皮细胞收缩挤压腺泡，从而使腺泡分泌大量乳汁，以致喷出，这就是喷乳反射。

奶阵来时哺乳妈妈的反应

奶阵来时，哺乳妈妈乳头会变硬，乳房微胀，乳腺管充盈。

来奶阵的那一侧乳房会发紧，有麻酥的感觉。

有的新妈妈来奶阵时会觉得恶心、沮丧、伤心等，这称为“沮丧型奶阵”，是因为奶阵来临伴随的激素变化让新妈妈情绪受到影响。但这种情绪会随着奶阵消失而消退，因此持续时间很短，不需要特殊处理。

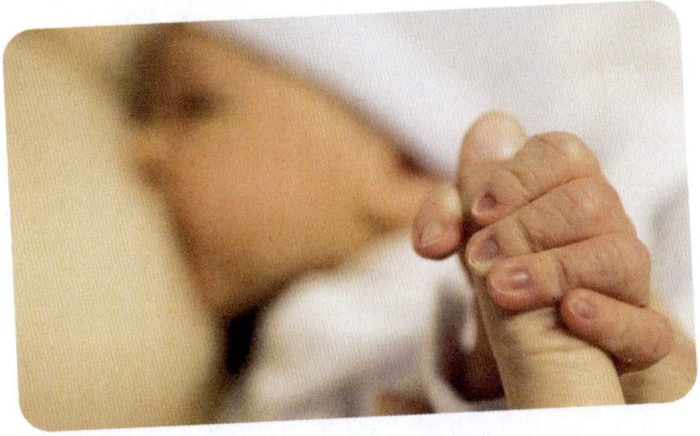

奶阵喂养注意事项

- 奶阵来时，乳汁分泌快而且多，容易导致宝宝来不及吞咽而引起呛咳，此时新妈妈可以用食指和中指夹住上下乳晕，从而减缓乳汁的流速。
- 奶阵来时，如果宝宝吐出乳头，容易造成乳汁喷出，此时新妈妈可以用乳垫或者手指按压乳头几分钟，从而防止乳汁继续外流。
- 奶阵来时，有的新妈妈是两边乳房一起滴奶，所以经常出现一边乳房在喂奶，另一边在滴奶、打湿衣服的情况。可以用吸奶器将另一侧乳汁收集起来，或者使用防溢乳垫、手指按压乳头几分钟，停止漏奶。

激活喷乳反射的方法

1 **按摩背部：**新爸爸在新妈妈哺乳时或者哺乳后，帮助新妈妈按摩肩膀，以缓解肌肉挛缩造成的身体僵硬疼痛，并用拇指指腹沿着脊柱两侧从新妈妈颈部按压到腰部，提升神经传导，有利于刺激奶阵。

2 **私密空间：**新妈妈在哺乳时尽量选择比较舒适私密的环境，这样新妈妈身心容易放松下来，有利于奶阵到来。如果一直被别人围绕着，会出现尴尬的情绪，导致奶阵不易出现的情况。

3 **心情愉悦：**奶阵是因为身体的催产素引起乳腺腺泡周围的上皮细胞收缩而导致的。当哺乳妈妈心情愉悦的时候，催产素就会产生，从而诱发奶阵。新妈妈哺乳时，放松心情，享受哺乳的过程，听一些舒缓的音乐，有助于刺激奶阵。

4 **让乳房暖起来：**新妈妈在哺乳前洗个热水澡，温热的水冲淋后背，能够促进血液循环，使身体放松下来，在哺乳过程中让奶阵来得更容易。或者可以在哺乳前用温热的毛巾外敷乳房，有助于加速奶阵的到来。

5 **乳房按摩刺激奶阵：**正确的乳房按摩能促进乳汁的分泌，刺激喷乳反射。

- 双手手掌平摊，一手在上，一手在下，与地面平行包围乳房，左右轻轻搓动，大范围刺激整个乳房。动作要轻柔有节奏感。
- 双手手掌平摊，一手在左，一手在右，与地面垂直包围乳房，上下轻轻搓动，纵向刺激整个乳房。
- 一掌托住乳房，另外一手手指并拢，轻轻由乳根向乳头按照螺旋形按摩，在螺旋形按摩的同时，手指要小范围画圈按摩。
- 双手手指张开，稍稍用力像梳子一般，由两侧向乳头轻轻梳理。
- 拇指在上，食指在下，握住乳晕外边缘处，轻轻挤压。
- 拇指在上，食指在下，其余三指托住乳房，挤压乳头。

轻松缓解宝宝吐奶

许多宝宝在出生 2 周后可能会吐奶。宝宝吃完奶后，有时候会突然从嘴里流出一口奶，如没有不良反应，这是正常现象。针对宝宝吐奶，新妈妈要学习一些应对方法。

胃太小太浅，导致吐奶

人体的胃就像一个小布袋。食物进去以后，贲门收缩，扎紧，不让食物往上溢出。宝宝贲门肌肉发育不足，比较松弛，加上宝宝胃容量本身偏小，一旦受到刺激，如哭闹、手脚乱动，导致腹压增高，很容易把胃里的食物挤压出来，就会出现溢奶。

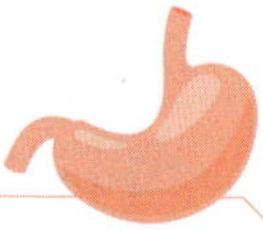

宝宝的胃呈水平状

- 胃上端连接食管的贲门比较松弛，不能很好地收缩。
- 胃连接小肠的幽门相对紧张，导致胃很浅。

吃太多，吐奶对宝宝反而更好

宝宝的胃容量有限，不是吃得多就是对宝宝好，其实吐奶有可能是宝宝吃得超出胃容量的表现。宝宝吐奶后，精神状态良好，只是有奶从嘴角溢出，吐过之后并无不适反应，就是生理性吐奶。如果宝宝吃多了，吐出来会更好。

新妈妈不用担心宝宝吐奶后会饿，宝宝吐出来的奶并不多，其中还掺有胃液，吐出的奶量就更少了，所以新妈妈不用着急补喂。

什么宝宝容易吐奶

小月龄宝宝更容易吐奶，月龄越小，食管和胃之间的贲门括约肌弹性越差，容易导致食物反流。出生 3 个月后，大部分宝宝吐奶情况会有所改善。

吃奶阵的宝宝容易吐奶，宝宝吃到奶阵，吞咽急促，容易咽下大量空气。

人工喂养的宝宝无法自己控制奶量，容易一次喝下去较多的奶，更容易出现吐奶。

哺喂宝宝的时候，要坚持少量多次的喂养模式。

宝宝吐奶怎么办

宝宝吃完奶后有轻微吐奶，会自己调适呼吸及吞咽的动作。在没有吸入气管的危险下，新妈妈只需要及时把宝宝吐出的奶液擦去即可，防止奶液流到耳道内。

宝宝吃完奶躺下时，可将上半身略垫高，采取右侧卧位，这样可以避免宝宝在躺下后突然吐奶，奶水倒流入气管。等宝宝休息 20 分钟之后，再慢慢将宝宝的身体放平。

吐奶量较大时，要警惕奶水呛入气管，迅速把宝宝的头侧向一边，让奶水从一侧口角流出。如果宝宝出现了呼吸不畅或者脸色青暗，表示呕吐物已经进入气管了，应马上把宝宝翻过来，让他俯卧在妈妈的膝盖上，拍打背部 4~5 次，有利于宝宝将气管内的奶咳出来。

如果宝宝的呕吐伴随着发热、哭闹不止、精神不振、呕吐时间长、有脱水症状等，应立即带宝宝到医院就诊。

预防宝宝吐奶的方法

1 尽量不要让宝宝平躺着吃奶，新妈妈喂奶时抱起宝宝，让宝宝身体处于稍微倾斜状态，有利于宝宝将吸入的奶汁顺利排入肠道。

2 每次吃完奶，将宝宝竖抱起 20~30 分钟，轻轻拍打后背。

3 喂奶速度不宜过快，母乳喂养的新妈妈在乳汁过多的情况下，可以用手指在乳晕处按压，控制流速。如果宝宝是人工喂养，要确保奶嘴孔大小适宜。

4 轻按宝宝膻中穴，可利气宽胸，改善宝宝呕吐。膻中穴位于两乳头中点处。

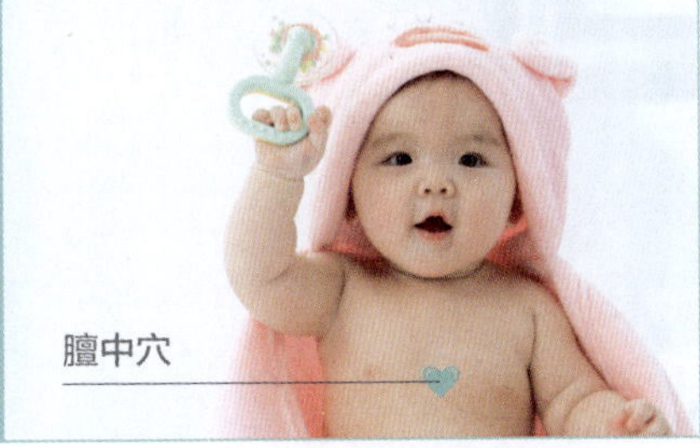

5 喂奶时保持环境安静，避免分散宝宝注意力。同时，喂奶的大人要注意力集中，随时关注宝宝的情况。宝宝呛奶时应及时停止喂奶，轻拍宝宝后背。

吃完奶拍个嗝

宝宝吃完奶后，如果不将吸进去的空气排出来，会出现腹胀、吐奶，不利于消化吸收。因此，需要新妈妈每次喂完奶后及时给宝宝拍嗝。

拍嗝促进气体排出

宝宝因为胃肠功能还没有发育完善，所以在吃奶后需要大人帮助宝宝把喝奶带入胃部的空气排出来，不然很容易出现吐奶。为了避免这种吐奶情况发生，医生会提醒新手爸妈在宝宝喂完奶给宝宝拍嗝。6 个月之后，宝宝的胃就发育得比较好了，不会出现吐奶、呛奶的情况，这个时期基本上就不用拍嗝了。

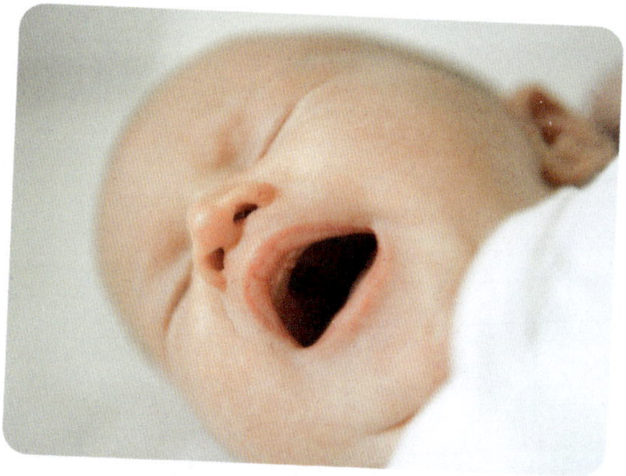

如何让宝宝少吸入空气

母乳喂养的宝宝要注意正确的含乳姿势，让宝宝尽可能贴合乳房。

关注宝宝的饥饿信号，不要让宝宝在过度饥饿的状态下喂奶，否则宝宝吃得太猛太快，容易吸进很多空气。

早期信号

我饿了：动来动去、张嘴、扭头。

中期信号

我真的饿了：各种动来动去、伸手动脚、吃手。

晚期信号

你想办法吧，我要哭了：烦躁不安、皮肤变红、哭闹。

判断宝宝是否需要拍嗝

宝宝吃奶时突然扭动身子，吃到中途开始打挺，这种时候，可能是奶流量太大，宝宝大口吞奶的过程中吞进去空气导致不适。当宝宝吃奶时表现出烦躁，就要停止喂奶。在宝宝不断挣扎哭闹的时候还在喂奶，会让宝宝吞下更多空气，增加不适感。通常，拍完嗝之后宝宝会变得安静，继续吃奶或者安静睡觉。

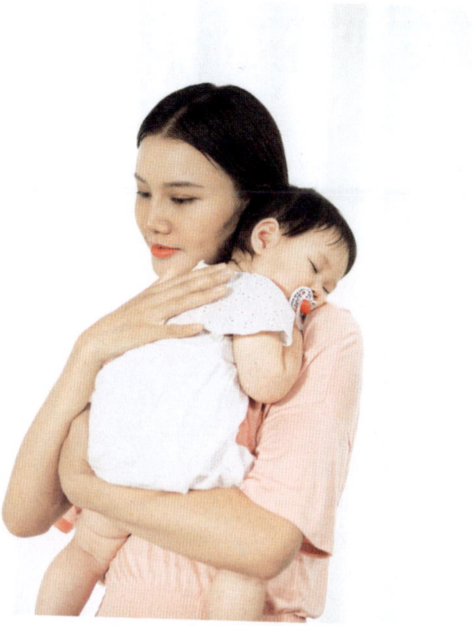

两种拍嗝方法

俯肩拍嗝

把宝宝竖抱起来，先铺一条毛巾在新妈妈的肩膀上，让宝宝的下巴靠在妈妈肩上，妈妈一只手托着宝宝的屁股和大腿，一只手轻轻拍着他的背。拍嗝时，手掌鼓起，在宝宝后背用空掌小幅度由下向上拍打。

搭臂拍嗝

让宝宝坐在新妈妈的大腿上，宝宝重心前倾，妈妈手腕和手肘支撑宝宝的身体，手掌张开，大拇指和食指轻托宝宝的下巴。另一只手在宝宝背部小幅度地轻拍或者由下往上推。

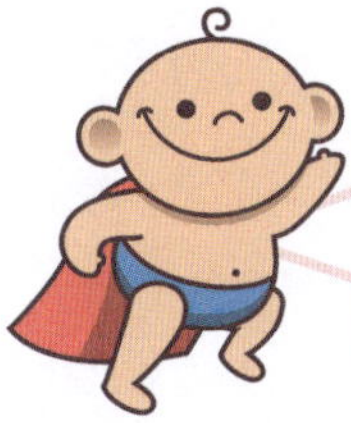

给新爸爸的话

喂奶时，宝宝睡着了也要拍嗝，新爸爸要帮助新妈妈给宝宝拍嗝。若怕吵醒宝宝不给宝宝拍嗝，很容易造成宝宝溢奶。一旦睡着时宝宝溢奶，容易发生危险。

暂时性缺乳不要急

“暂时性哺乳期危机”是一种很常见的哺乳现象，主要表现为乳汁分泌充足的新妈妈突然感觉乳汁减少，乳房没有胀奶的感觉，宝宝吸吮不久后又会哭闹着要吃奶，并且宝宝体重增加缓慢。

乳汁不足别着急混合喂养

“暂时性哺乳期危机”通常是由新妈妈疲劳或心理压力较大、乳汁分泌减缓造成的。另一方面是喂奶次数减少，乳房被吸吮不够等原因引起的。

暂时性哺乳期危机一般会持续7~10天，只是暂时性现象，不必急于加喂配方奶。可注意观察宝宝的体重，只要每5天增加100~150克，可以不喂配方奶。如果新妈妈乳房完全无奶或乳汁明显不够，可以适当加配方奶，但是每次要先让宝宝吸吮新妈妈乳房，再喂配方奶。

营养补充

补充的营养是新妈妈乳汁充足的有力保障，饮食上合理均衡，粗细搭配，荤素搭配，多吃些液体食物，补充水分。

心理预防

新妈妈应对自己充满信心，不要有太多的顾虑，乳汁分泌与大脑关系密切，保持良好的精神状态，听轻松愉快的音乐，尽量保证充足的睡眠，避免因各种精神刺激造成的不良影响。

勤加哺乳

保证宝宝每天吸吮的次数和持续的时间，做到勤吸吮。如果遇到新妈妈或者宝宝暂时不能哺乳时，一定要将乳房内的乳汁排空，这样才能保证乳汁可以不断分泌。

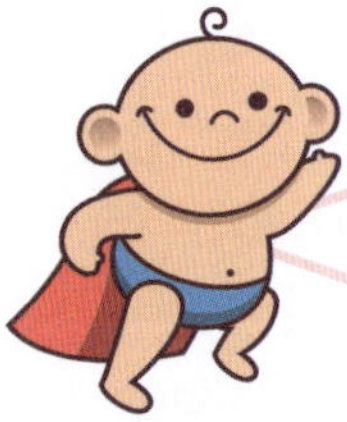

给新爸爸的话

新爸爸要尽量帮新妈妈减轻心理压力，陪伴新妈妈进行简单的锻炼或做一些互动，能够有效分散新妈妈的注意力，减少其躁动不安、焦虑的情绪。

乳汁够不够，宝宝说了算

判断母乳够不够在于宝宝有没有吃饱。

尿量

吃到足够乳汁的宝宝每天尿湿 4~6 个纸尿裤，或者 6~8 片尿布。宝宝的尿液颜色偏浅为正常。如果尿液颜色很深，说明宝宝摄入的母乳不够。

排便

母乳吃够的宝宝在出生 1 周内会排净胎便。出生 2~4 周后，每天会大便 2~3 次。1~2 个月后，随着肠道发育完善，大便次数会减少到每天 1 次。几周大的宝宝如果大便太少，要检查其衔乳姿势是否正确。

喂养

新妈妈喂奶后比喂奶前乳房软些。喂奶前后乳房柔软程度的差别随着宝宝长大会逐渐减小，直到新妈妈达到供需平衡的状态。喂奶时，能听到宝宝下咽的声音，每次吸吮 2~3 次，就可以咽下一大口。

体重

监测宝宝体重增长情况，第 1 个月内，宝宝体重平均每周增长 150~200 克，6 个月内，平均每月增长 500~1000 克。第 1 个月宝宝体重增长比较快，能达到 600 克以上。

母乳喂养小贴士

- 母乳喂养也在于新妈妈的信心，总是担心母乳不足非常打击新妈妈的自信。如果宝宝尿量够了，大便次数规律，体重在正常范围，那就是吃够了。
- 宝宝频繁吃奶，不一定是因为饿。宝宝也会因为其他原因要求吃奶，比如可能只是寻求吃奶时和妈妈的那种亲近和安慰感，或者需要靠吸吮动作来辅助自己入睡。
- 确保宝宝正确衔乳，让宝宝好好吸吮，宝宝尿量、排便、体重增加正常就不要再担心了。

母乳不足，采取混合喂养或人工喂养

虽然母乳是宝宝最好的食物，但因为各种原因，新妈妈不得不采取混合喂养或人工喂养，这时，新妈妈不必感到愧疚。只要喂养得当，混合喂养或人工喂养也能提供宝宝生长发育所需要的营养素和亲密的感情交流。

混合喂养

混合喂养是在确定母乳不足的情况下，用配方奶或其他代乳品来补充喂养。对于 6 个月以内，特别是 0~4 个月的宝宝，如果不能完全母乳喂养，添加配方奶后也要坚持按时给宝宝先喂母乳，让宝宝吸空乳汁。在混合喂养过程中，每次喂奶双侧乳房都让宝宝吸吮 10 分钟以上，以促进妈妈体内泌乳素的分泌，这样有利于刺激乳汁的分泌，尽量不要放弃母乳喂养。混合喂养尽量坚持夜间哺喂，因为夜间睡眠时，泌乳素的分泌水平比白天高，可以增加乳汁分泌量。

混合喂养有两种喂养方法

代授法

即一次喂母乳、一次喂奶粉，轮换喂食。宝宝 6 个月后，开始增加辅食，可以引入米粉、稀粥，并逐渐代替母乳量。

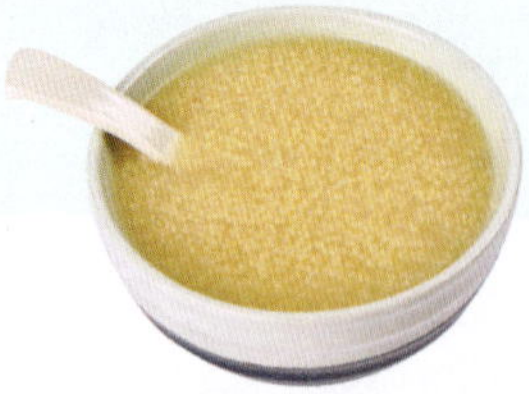

补授法

补授法是指母乳哺喂次数不变，每次先哺喂母乳，将两侧乳房吸空后再以一定量的奶粉补喂，这种方法适合 6 个月以内的宝宝。补喂的量由宝宝的食量和新妈妈的母乳量多少而定，即缺多少补多少。

人工喂养

当新妈妈不能亲自哺喂宝宝时，可以用配方奶哺喂宝宝。婴儿配方奶是以牛乳为基础的改造奶制品，其营养素成分最大程度接近人乳，适合宝宝的消化能力和肾功能，比如会降低酪蛋白、矿物质的含量，添加乳清蛋白、不饱和脂肪酸等营养素。

人工喂养的基本方法和原则

人工喂养宝宝一日喂奶量参考表

月龄	每天哺乳次数	每次喂奶量
0~7 天	6~8 次	40~60 毫升
1~4 月	6~8 次	500~900 毫升
4~6 月	4~8 次	750~1300 毫升
6~9 月	3~5 次	650~900 毫升
9~12 月	2~4 次	600~800 毫升

注：每个宝宝存在个体差异，要结合具体情况增减食量。

♡ 与母乳喂养一样，人工喂养也要按需喂养。注意观察宝宝饥饿和吃饱的信号。

♡ 配方奶最好保持在 37~40℃，避免太凉或太热。

♡ 奶嘴开口大小要合适，一般喂完一瓶奶需要 20~30 分钟，如果低于 15 分钟，或宝宝易呛奶，应该换一个小孔奶嘴。

♡ 奶具用完要及时消毒，用冷水将奶瓶、奶嘴等洗净，然后煮沸或用奶瓶蒸具消毒 15 分钟。

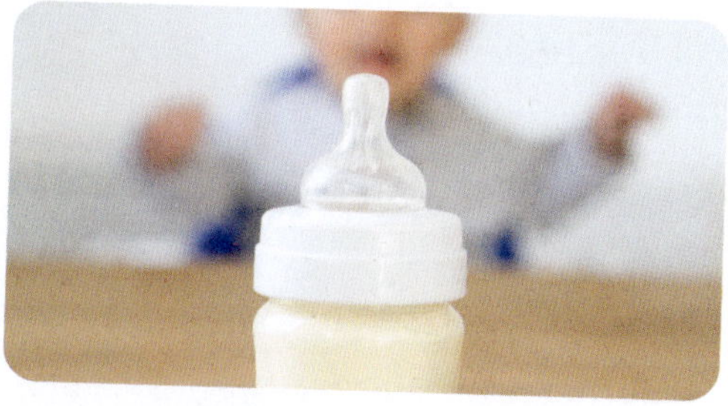

预防宝宝消化不良

人工喂养的宝宝大便易发干，容易出现便秘、消化不良等情况，喂奶粉的宝宝应额外喂一些温水。

人工喂养涉及一系列容器和工具的使用，如果不加以注意，容易引起宝宝感染。

注意

- 认真阅读婴儿配方奶标签上的调配说明，并严格按比例冲调。若冲调过程加水太多，宝宝会得不到充足的营养；加水太少会引起宝宝消化不良、上火等。
- 不轻易更换配方奶，若要更换，应一次旧一次新，或新旧奶粉按比例混合，渐渐过渡。
- 如果宝宝没有将奶瓶中的奶吃完，剩下的奶应该弃去，不要留到下一次再喂。

追奶，保证宝宝的口粮

新妈妈乳汁不足时，希望可以通过各种办法增加泌乳量或者保持泌乳水平，就是追奶。需要追奶的新妈妈要对自己有信心，不能乳汁不够吃就放弃母乳喂养。如果新妈妈发现乳汁分泌减少，要注意加强饮食营养，同时让宝宝多吸吮乳房。宝宝的吸吮动作会刺激泌乳，奶越吸越多。

奶水不足的原因

喂养方法

没有按需哺喂，喂奶次数不够。

没有夜间哺喂，错过了泌乳素分泌的高峰期。

宝宝含乳方式不对，不能有效吸吮。

哺喂时间不足，没有有效刺激奶阵。

过早添加配方奶或辅食，宝宝对母乳的需求量降低。

过早使用奶瓶或安抚奶嘴，造成宝宝乳头混淆，拒绝吸吮乳头。

宝宝问题

早产宝宝因身体疾病，可能没有办法及时吸吮母乳。

宝宝厌奶期，吃奶量变少。

精神状态

新妈妈缺乏信心，没有尽力母乳喂养。

新妈妈产后心情不佳，抑郁情绪影响激素分泌。

新妈妈讨厌哺乳，影响泌乳过程。

新妈妈过度疲劳，睡眠不足，影响泌乳素的分泌。

新妈妈因素

避孕药或其他药物影响乳汁分泌。

饮食不均衡、营养不良影响泌乳量。

吸烟、喝酒会影响乳汁分泌。

妊娠期糖尿病等疾病会影响乳汁分泌。

胎盘滞留会抑制泌乳素分泌。

乳房发育问题会增加哺乳难度。

追奶妈妈可以这么做

宝宝吸吮是促进母乳分泌的最佳手段

增加宝宝的吸吮次数。比如宝宝现在每天吸吮 7~8 次，可以逐渐提高至 10~12 次。宝宝是最强的“吸奶器”，当宝宝饿了，先选择喂母乳，不够再加配方奶，不断刺激，可增加泌乳量。

补充水分

新妈妈要保证每天摄入 2500~3000 毫升的水分，其中包括水、汤水或蔬果等，若水分不足，会阻碍乳汁的分泌。每次哺乳之后，新妈妈记得及时喝一杯温水，补充体内流失的水分。平时多吃利于通乳的食物。切忌油汤，里面的油脂有可能造成堵奶、胀奶。

排空乳房

每次宝宝吃完后再用吸奶器充分排空乳房。用吸奶器的时候多按摩乳房根部，促进后奶排出。乳房排空会有效刺激泌乳素大量分泌。不要想着要给宝宝存一些奶而不吸空，那样只会造成堵奶或者回奶。

多和宝宝亲近

肌肤接触让宝宝更愿意亲近妈妈。新妈妈敞开衣襟抱宝宝，和宝宝一起玩耍、休息，这会刺激厌奶或不太投入的宝宝积极吃奶，增加宝宝的有效吸吮，刺激奶阵。宝宝吃奶时，对他进行爱抚，轻声唱一首固定的歌谣。当宝宝得到安抚时，会更喜欢吃奶。以后再听到同样的歌谣可形成吃奶的条件反射。

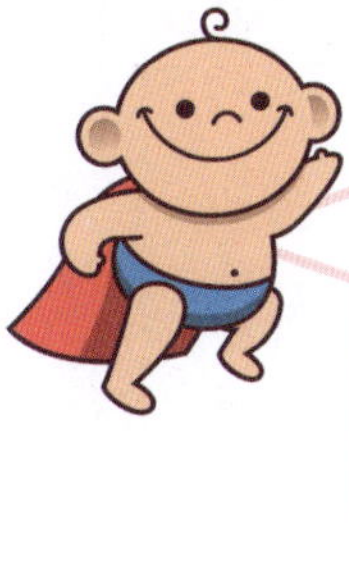

给新爸爸的话

爸爸和哺乳期的宝宝有很多互动的方式，比如宝宝喜欢被搂抱着，喜欢别人帮他洗澡，需要经常换尿布，所有这些事情爸爸都可以完全胜任。温柔地换块尿布，把他抱在怀里轻轻地摇一摇……这都是爸爸可以和小宝宝做得最平常、最琐碎的事情，而且它们都能让宝宝熟悉爸爸、信任爸爸哦。

吸奶器也可以帮助催乳

宝宝频繁地吸吮，可以促进妈妈乳汁分泌，每次在宝宝吃完奶后，用吸奶器再吸一吸，排空乳房也有利于增加泌乳量。

正确使用吸奶器

1 用温热的毛巾温暖乳房，并进行按摩，从两侧乳房中轻轻挤出一点乳汁，以确保乳腺没有堵塞。

2 吸奶器的漏斗和按摩护垫紧紧压在乳房上，不要让空气进入，以免失去吸力。

3 如果是电动吸奶器，打开开关后，默认是震动模式，目的是为了刺激奶阵。等到奶阵来了，然后切换按钮变为吸奶模式。注意调节好吸力，以感到舒适为宜。

4 吸奶时间要根据自身情况而定，一般控制在10~20分钟，时间不要过长。如果吸奶时感觉乳房有痛感，应立即停止。

5 吸完奶要及时清洗吸奶器并消毒、晾干。

吸乳小贴士

- 建议购买双边电动吸奶器，能够节省时间。奶阵往往是两边同时来的，两边一起吸奶，吸的量会多一些，还可防止溢奶。
- 新妈妈使用吸奶器前一定要按照使用说明组装好，不然会漏气，导致吸不出来奶。
- 乳房发生堵奶后，吸奶器有时会吸不出来，妈妈可以用手挤出，或者找专业的通乳师进行通乳。如果乳房有硬块，必须尽快处理，否则可能会引起炎症等。

学会手动高效挤奶

1. 清洁双手。身体微微向前倾，双手环绕乳房轻揉，五指梳理乳房。轻轻按摩30秒。

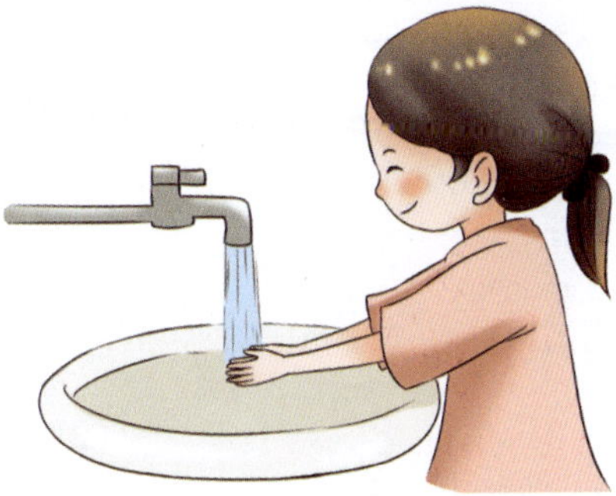

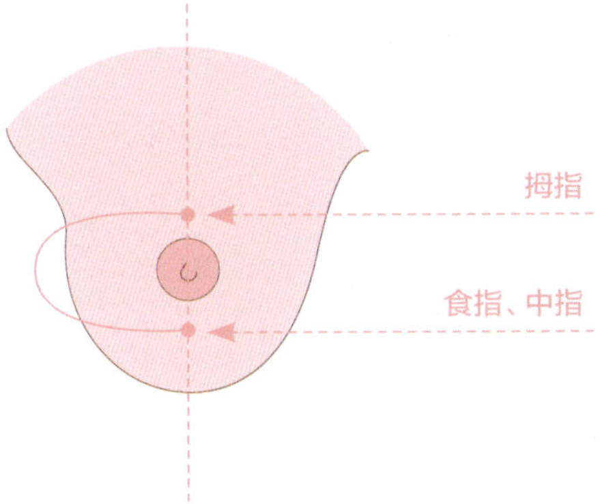

2. 将拇指、食指和中指分别放在乳头后面2.5~4厘米的地方。拇指在乳头上方，另外两根手指在乳头下方，形成C形。

注意：手不要做成杯状托住乳房，手指与乳头保持三点一线。

3. 拇指和食指向胸壁方向直推。

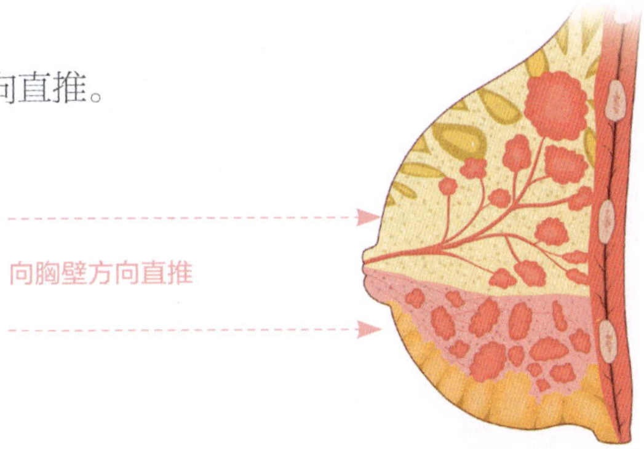

4. 拇指和食指相挤压，模仿宝宝的吸吮动作，挤压时避开乳头。

5. 重复以上动作，“向后压”“挤”“放松”，力度适中，有节奏地挤出乳汁。

催奶按摩手法

产后缺乳多由乳腺发育不良或产后失血过多及疲劳过度、饮食结构不合理、配方奶过早添加、新妈妈精神因素等引起，通过按摩可以缓解乳房胀痛、乳汁分泌不足的问题。

产后普通型缺乳

按摩指导

♡ 新妈妈在手上涂抹按摩油，双手搓热，用指腹按摩膻中穴1分钟。接着按摩乳中、乳根、天池、渊腋、膺窗、神封、中脘，每个穴位按摩1~2分钟。

♡ 用拇指、食指、中指轻轻拿捏乳头，然后五指抱住乳房，从远端向乳头方向像梳子一样，梳乳房5分钟。

♡ 按揉云门、中府、曲池、合谷穴5~10次。

♡ 请新爸爸帮忙，自下而上捏脊3~5遍。

♡ 双手捏肩颈多次，疏通经络。

特别提醒

• 乳房按摩时需要涂抹一些介质，比如香油、橄榄油、按摩乳。按摩时要先将介质倒在手上搓热，再涂抹在新妈妈的乳房上。

调理产后普通型缺乳

♡ 增加宝宝吸吮次数，经常让乳房排空，刺激乳房多产奶。

♡ 确保宝宝用正确的姿势衔乳。

♡ 新妈妈保证充足的睡眠，能够促进乳汁分泌。

♡ 保持放松的心情，不要陷入低落情绪。

♡ 保持信心，相信自己有奶。

饮食指导

♡ 多吃补气血的食物，如鱼、虾、蛋、奶。

♡ 饮食宜清淡，忌生冷、辛辣及油腻的食物，这些食物会影响乳汁分泌。

♡ 多喝汤水，如鲫鱼汤、花生汤、丝瓜奶汤等，可以促进泌乳。汤煮好后去掉浮油，避免油腻，少放盐。多喝温水。

♡ 不宜过多食用补益之品，以防助邪生热。

气血不足型缺乳

气血不足的新妈妈乳汁不足主要是因为在生产过程中出血过多，再加上平时气血生化不足，很容易导致产后乳汁缺乏甚至没有。气血不足的新妈妈只有先调理好身体才能更好地分泌乳汁。

按摩指导

新妈妈在产后普通型缺乳的按摩手法的基础上，再加上几个步骤效果会更好。

♡ 按揉少泽穴。

♡ 双手或单手揉腹 50~100 次，并按揉神阙穴 1 分钟。

♡ 按揉足三里穴 30~50 次。

饮食指导

♡ 多吃一些益气养血的食物。

♡ 补气生血要保护好脾胃。中医讲，脾胃是气血化生的源泉。所以，在饮食上要吃健脾养胃的食物，如山药、红枣、枸杞子、蜂蜜、黑芝麻、桂圆、牛肉、羊肉、鸡肉、猪肉、猪血、猪肝、糯米、大米等。

♡ 多吃富含铁和维生素 C 的食物，如动物内脏、动物血、海带、橙子、土豆、菠菜等。

调理气血不足型缺乳

♡ 气血不足的新妈妈每天睡觉前宜泡脚，使气血畅通。泡脚时，水量要没过小腿，温度在 40℃左右。

♡ 请新爸爸为新妈妈捏脊，起到培补气血的作用。新妈妈俯卧在床上，注意，用两个垫子把胸前垫高，让乳房隔空，避免压到乳房。新爸爸拿捏妈妈脊椎两旁的肌肉和皮肤，自下而上，重复 3~5 次。

♡ 新妈妈每天练习甩手，有助于行气活血。身体站直，双脚开立与肩同宽，肛门上提，两臂伸直向前向后甩。上举时吸气，下甩时吐气。每天练习 5 分钟。

♡ 尽量保证不熬夜和心情舒畅，避免因为不良的生活习惯暗耗气血，加重气血亏虚。

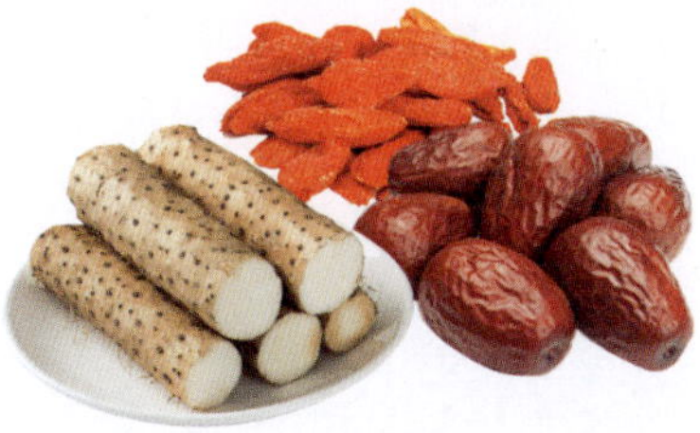

乳汁淤积型缺乳

乳汁淤积是指新妈妈在生产后没有及时有效地哺乳或乳腺管还没有疏通就大补造成乳汁分泌过多，没有排出，因此乳房会有肿块等问题，造成乳汁淤积。

按摩指导

乳汁淤积的新妈妈按摩前先热敷乳房 3~5 分钟，以减轻胀痛感。

- 从头前额开始，手掌五指在头上撑开，像一个伞形，稍加用力，从神庭到百汇再到风池穴，反复梳按 5~8 次。
- 双手拿捏两侧的肩井穴 3 分钟，帮助身体放松下来。
- 一手托起乳房，另一只手的中间三指按揉乳头和乳晕处，轻轻按揉。然后用手拿捏胸大肌 3~5 次。
- 按揉极泉、膻中、乳中、乳根、天池、膺窗、神封、曲池、合谷、少泽穴各 5~10 次。

调理乳汁淤积型缺乳

- 采取正确的哺乳姿势，使宝宝有效吸吮。宝宝吸吮时含住乳头和大部分乳晕，下巴贴在妈妈的乳房。
- 哺乳前按摩乳房，并用手指将乳汁挤向乳头处，使乳腺管通畅。
- 哺乳时先从感觉堵塞较重的一侧开始哺喂。

饮食指导

- 减少浓汤的摄入，多吃新鲜蔬果，多喝水。
- 多吃清热散结的食物，如黄花菜、芹菜、丝瓜、苦瓜、茭白、木耳、莲藕等。
- 避免刚生产完就喝大补或催乳的汤水。过早催乳，宝宝又无法吸吮完，很容易造成乳汁淤积。

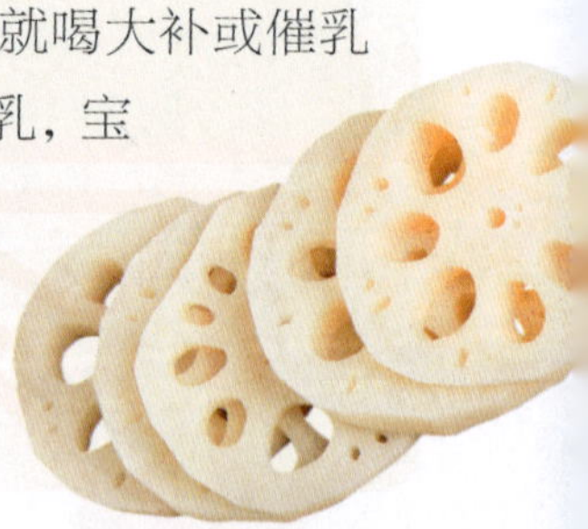

肝郁气滞型缺乳

由于情绪因素或者某些疾病造成肝气不畅，就会出现肝郁气滞。肝郁气滞型缺乳的新妈妈在哺乳期心情比较抑郁，没有食欲，乳腺管不通，乳汁运行不畅，导致乳汁很少或没有乳汁。

按摩指导

♡ 按压肩井穴 1~3 分钟，以有酸胀感为宜。掌心向下放在肩上，中间三指放在肩颈交汇处，轻轻揉捏。

♡ 按摩百会穴，位于头顶正中线与两耳尖连线的交叉处。用食指、中指、无名指的指腹按摩百会穴 1 分钟。

♡ 新妈妈取俯卧位，隔空乳房。让新爸爸帮忙自上而下拍打后背 10~20 次。

调理肝郁气滞型缺乳

♡ 肝气郁结的新妈妈作息规律很重要，要养成良好的作息习惯，保证充足的睡眠。

♡ 注意调节情绪。经常生气或者心情抑郁很容易导致肝气郁结，新妈妈要保持平和的心态。听听音乐、读读书都是很好的调节情绪的方式。

♡ 积极参加户外体育锻炼，调节情志，增强体质。新爸爸要多开导新妈妈，给新妈妈带来欢乐。

饮食指导

♡ 多食用疏肝理气的食物，促进血液循环，比如萝卜、洋葱、蘑菇、荞麦、糯米等。

♡ 少食酸涩收敛的食物，酸味入肝，不利于肝气疏泄；甘味入脾，有利于缓解肝阳上亢，因此多用大米、小米煮粥食用，可以辅助治疗肝郁气滞。

♡ 谨慎寒凉生冷的食物，如西瓜、绿豆、柚子、雪梨等。

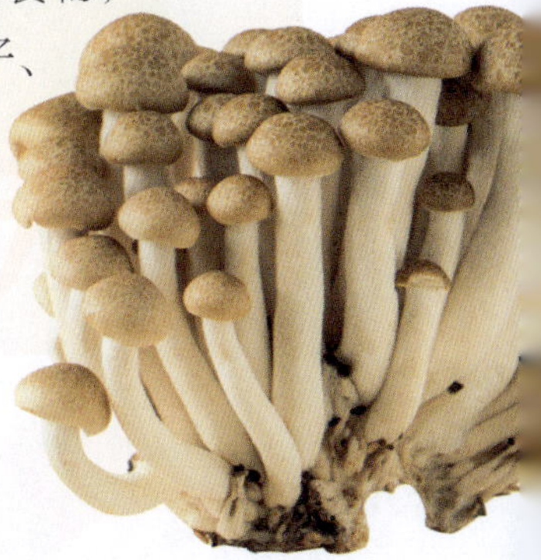

警惕产后抑郁影响泌乳

产后抑郁非常影响新妈妈的身心健康，抑郁情绪长期积累十分危险，家人要及时关注新妈妈的情绪变化。产后抑郁很难自愈，需要家人多与新妈妈沟通，在关心宝宝的同时，也多给予新妈妈更多的温情和关怀。

产后抑郁症的发生

产后抑郁症在产后1年任何时候都有可能发生，通常在产后10周开始出现，持续几周时间。如果是二胎妈妈，产后抑郁症的复发率高达50%。新妈妈常表现为心情异常低落、心境抑郁、自我感觉不良、丧失兴趣、自责感，失去生活自理和照顾宝宝的能力，有时会进入嗜睡状态等。

女性在产褥期发生抑郁症的风险很高。由于新妈妈出现产后抑郁，泌乳素会明显减少，母乳分泌不足会加重新妈妈的焦虑感，形成恶性循环。

大部分新妈妈会出现产后情绪不佳、失眠、记忆力下降等症状，一般情况较轻，2~3周后会自行恢复。如果新妈妈症状严重，要及时就医。在服用药物的同时辅以心理指导，大多数产后抑郁及时治疗，症状都会得到缓解。

抑郁的原因

生理因素

孕晚期，孕妈妈体内雌激素、黄体酮、皮质激素、甲状腺激素等会增高。但在生完宝宝之后，体内的这些激素会迅速下降，激素的变化扰乱了大脑神经传递系统，容易出现抑郁。

睡眠不佳

很多新妈妈身体异常疲惫，再加上睡眠不足，容易产生委屈、烦躁、易怒的情绪。尤其是在晚上，宝宝易醒易动，新妈妈很难有好的睡眠。

社会心理因素

新妈妈要适应母亲的角色，可能心理还没有调适好。此外，家庭经济状况、夫妻感情问题、宝宝健康状况等都可能是诱发因素。

抑郁症的防治

新妈妈要正确面对自己的不良情绪，及时排解、疏导，拥有健康的心态。

学会自我调节

新妈妈应让自己充实且忙碌起来，定一个阶段性的目标，无所谓大小，只要能带来成就感就可以。自我价值感会给新妈妈带来自信和对生活的热情。新妈妈在照顾宝宝的同时，也要让自己的生活充实起来。

给自己放个假。如果新妈妈觉得太累或情绪低落，不妨给自己偶尔放个假，走出“妈妈”的身份，给自己一点时间，找回自己的生活，约好友一起逛逛街、放松放松。

和家人、朋友多交流

新妈妈从来都不是一个人，不要怕麻烦别人，应多和新爸爸或朋友交流，不要勉强自己做不喜欢的事情，将自己的情况如实告诉家人，及时沟通。寻求帮助是缓解产后抑郁症的积极方式。

多吃快乐的食物

多食用B族维生素含量丰富的食物。B族维生素是调节身体神经系统的重要物质，能够有效缓解心情低落、食欲缺乏等症状，比如深绿色蔬菜、牛奶、谷物、芝麻等。此外，多吃富含钾离子的食物有利于稳定血压和情绪，如香蕉、坚果类食物；富含色氨酸的食物也有助于调节情绪，比如小米、葵花子、牛奶等。

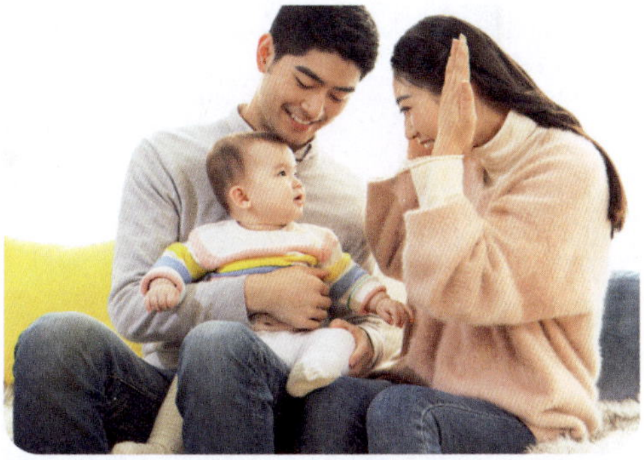

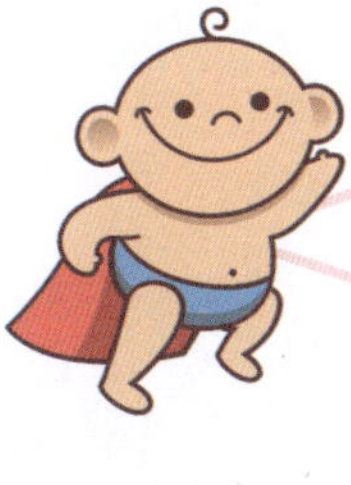

给新爸爸的话

来自爱人的关心和安慰是其他人都无法代替的，新爸爸的理解、关心和安慰是缓解新妈妈产后抑郁最重要的良药。这个时候如果新爸爸觉得新妈妈矫情软弱，会给新妈妈巨大的打击，新爸爸在这个特殊的时期要注意控制脾气，保持温柔和耐心。

吃对食物促进泌乳

哺乳期妈妈要保证有足够的乳汁供给宝宝食用，新妈妈要多吃一些通乳下奶的食物，通过食疗的方式改善乳汁不足的问题。同时应避免食用容易导致回乳的食物。

10 种下奶食物

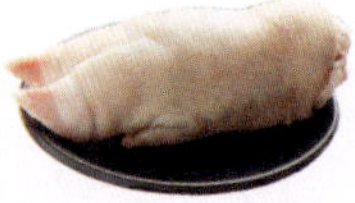

猪蹄

猪蹄营养丰富，是滋补佳品，具有补虚弱、美颜护肤、通乳的作用。需要指出的是，猪蹄脂肪含量高，炖汤食用时应撇去上层浮油再食用。

注意：临睡前不宜喝猪蹄汤。

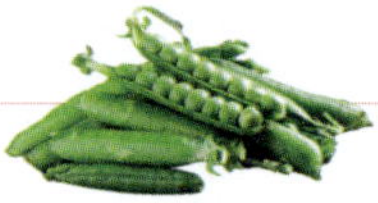

豌豆

豌豆具有通乳的功效，无论是煮熟还是榨汁食用，都具有增加乳汁分泌的作用。豌豆中含有丰富的 B 族维生素和维生素 C，是夏季润肤防晒的好食材。

注意：豌豆食用过多容易引起腹胀，不宜大量食用。

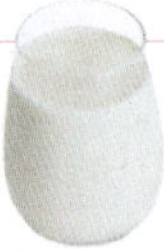

牛奶

牛奶中的营养成分比较全面，建议新妈妈每天饮奶量不少于 300 毫升。乳糖不耐受的新妈妈可以选择酸奶或舒化奶。

注意：不宜空腹喝牛奶。

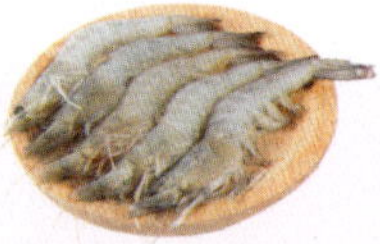

虾

虾有很好的通乳作用，虾中富含钙、磷、钾等多种营养物质，对新妈妈乳汁分泌和营养补充有很好的作用，它也被称为“菜中之甘草”。

注意：鱼虾类是易过敏食物，新妈妈食用后要观察宝宝吃奶后是否过敏。

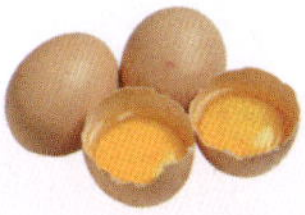

鸡蛋

鸡蛋是非常常见的食物，其中富含的优质蛋白质能够提高母乳质量。蛋黄富含卵磷脂，有助于增强记忆力。

注意：鸡蛋要烹制熟透，每天食用1~2个即可。

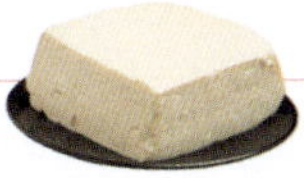

豆腐

豆腐中含有大量的大豆异黄酮，可以刺激泌乳素的产生。另外，豆腐含有丰富的钙，多喝豆腐汤等不仅促进乳汁分泌，还能增加乳汁的营养。

注意：脾胃虚寒、便溏、胀气者不宜过多食用。

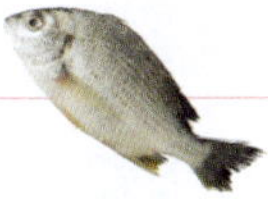

鱼类

鱼类中，鲤鱼和鲫鱼是通乳下奶的佳品，具有补虚、温中下气、消水利肿、通乳等多重功效，适合新妈妈食用。

注意：鱼腥味较重，一定要去除鱼腹中的黑膜，以减轻腥味。

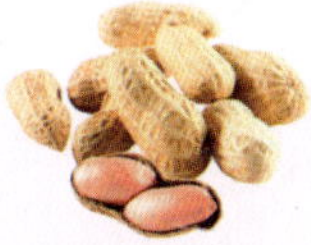

花生

花生含有的大量不饱和脂肪酸具有促进乳汁分泌的作用。此外，还可以预防贫血、健脾和胃。

注意：花生不易消化，避免油炸或生吃，应当选择蒸煮。

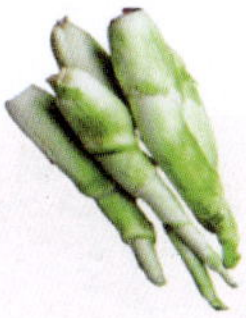

茭白

茭白味甘性寒，水分高，热量低，可以抑制脂肪的形成，有瘦身、清热、催乳的作用。茭白中含有各种营养素，能起到增强体质的作用。

注意：茭白草酸含量较高，食用前一定要焯水处理，以减少草酸含量。

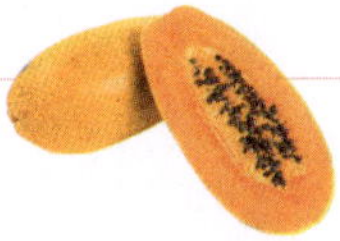

木瓜

木瓜中含有的木瓜酶及维生素C有助于促进食欲，增气血，使乳腺畅通，起到催乳的效果。

注意：木瓜不宜过量食用，过敏体质者慎食。

膳食中要注意的食物

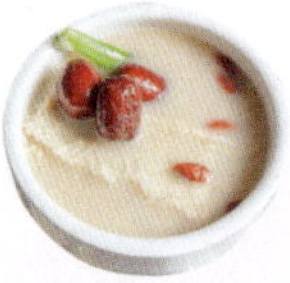

浓汤

产后不宜天天喝浓汤，浓汤中脂肪含量高汤，这不仅让新妈妈身体发胖，也会导致宝宝出现消化不良。浓汤多是大补的食物，容易生热，反而使妈妈上火，可以间歇饮用一些瘦肉汤、蔬菜汤、蛋花汤、鲜鱼汤、清鸡汤等。

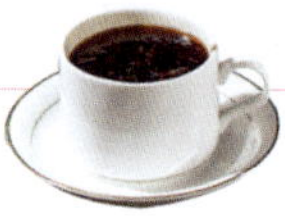

含咖啡因的食物

目前认为，300毫克以下的咖啡因摄入尚属于安全水平，但也要观察宝宝的实际反应，比如有没有明显的烦躁不安、哭闹等。每个宝宝对咖啡因的反应和代谢速率是不同的，且年龄越小代谢速度越慢。因此，新妈妈，能少喝尽量少喝，不可贪杯，同时注意密切观察宝宝的情况。除此之外，喝的时间要求跟饮酒是一样的——喂完奶以后喝。

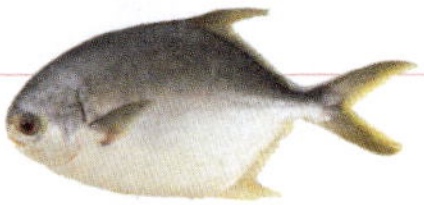

高汞的鱼类

汞可损害人体的神经系统，尤其是发育中的脑部。哺乳期的妈妈吃高汞的鱼类，过量的汞会从血液进入乳汁中，对宝宝的神经系统造成损害。建议妈妈在选择鱼类时，尽量避免一些体型较大的捕猎鱼类或其他汞含量较高的鱼类，包括旗鱼、鲭鱼、方头鱼等，选择含汞较少的品种，如罐装的淡金枪鱼，鲑鱼、鳕鱼和鲶鱼。

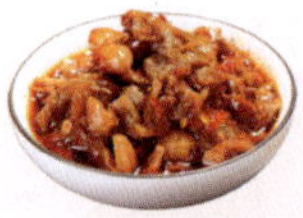

腌制食品

腌制食品会放大量的盐，导致钠盐超标，新妈妈饮食不宜太咸，食物过咸会给宝宝带来潜在危害。因此应避免摄入咸菜、罐头、灌肠类食物。

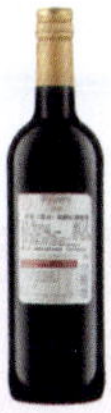

含酒精的食物

酒精里的乙醇，是小分子物质，会经由母体代谢进入乳汁被宝宝摄入，并导致宝宝睡眠不实，对神经系统、肝脏和心脏等脏器的发育，非常不利。且有酗酒习惯的妈妈哺喂的宝宝，会出现酒精戒断症状。如果特别想喝，必须注意两点：第一，要限量。每天不能超过一听啤酒或者小半杯（标准葡萄酒杯）葡萄酒的量；第二，在喂奶结束的时候喝（不能喂奶前喝，也不要安排在离喂奶很近的时间喝），饮酒后至少间隔两个小时才能给宝宝喂奶。

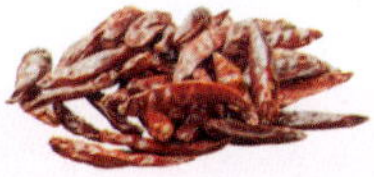

辛辣刺激的食物

哺乳期的新妈妈应该要尽量避免吃辛辣、刺激性比较强的食物，如辣椒、胡椒等，可能导致母乳口味稍稍变化。

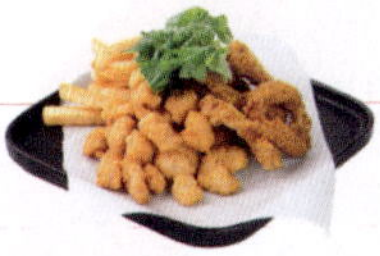

油炸食品

油炸食品含有大量的反式脂肪酸，不易消化，吃多了会使油脂在体内的堆积，造成肥胖。

大多数淀粉类食物经过高温的油炸过之后烯酰胺（致癌物质）含量较高。油炸食品不仅不利于新妈妈身体恢复，还会影响宝宝健康。

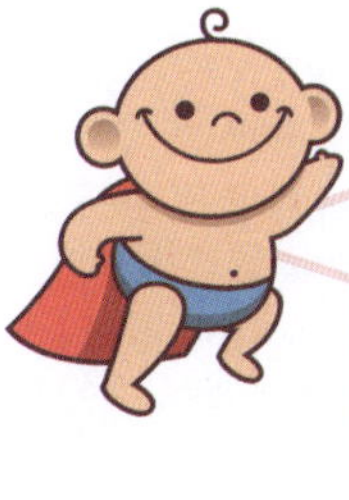

给新爸爸的话

在哺乳期间，宝宝大部分时间都是在睡觉。在宝宝不睡觉时，爸爸和宝宝进行眼神交流、陪他说话、逗他笑，帮他按摩。多多的亲密接触，有助于宝宝的智力和亲子关系的发展。同时，也要关注妻子的恢复情况，给予她足够的安慰、支持、休息。

4 味催乳中药

王不留行

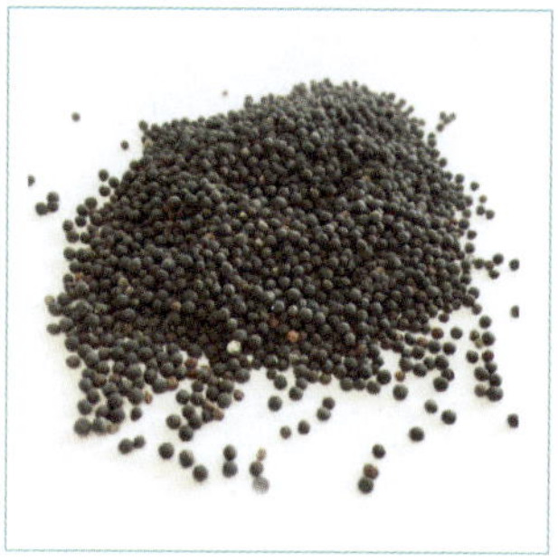

王不留行是通乳、催乳的第一药，具有通利血脉的作用，常用于治疗产后气血亏虚、乳汁稀少以及痛经、闭经等问题。

别名：王不留、奶米、麦蓝子、大麦牛、麦蓝菜等。

用量：5~10 克。

性味归经：味苦，性平，归肝、胃经。

适用体质：乳汁不通者。

禁忌：孕妇及月经过多者禁服。

通乳方：王不留行炖猪蹄

王不留行 15 克，通草 5 克，猪蹄 1 个，盐、姜片各适量。

猪蹄处理干净，切块，放入砂锅中，加入王不留行、通草、姜片及适量清水。大火烧开后，转小火炖煮 2 小时，除去药渣，加盐调味。喝汤，食猪蹄，分 3 次食用。

黄芪

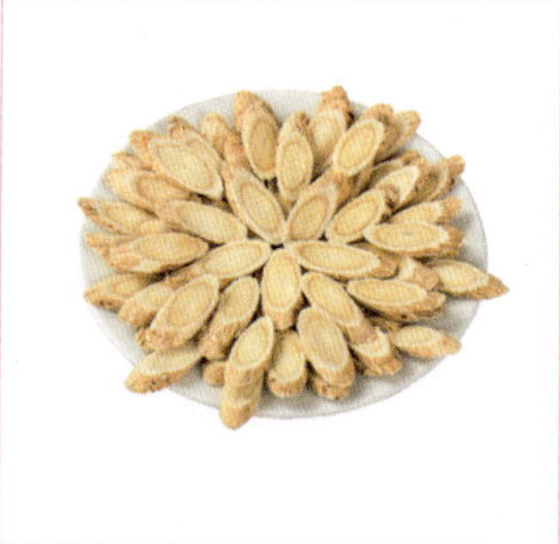

黄芪被称为补气之要药，医书上称“黄芪补一身之气”。适用于脾气虚所致的倦怠乏力、食欲不振、反复感冒等，对产后气血亏损的新妈妈来说，适当食用有补气养血的功效。

别名：绵黄芪、棉芪等。

用量：5~15 克。

性味归经：味甘，性微温，归肺、脾经。

适用体质：气虚体质。

禁忌：感冒发热、胸腹满闷者不宜。

补气养血通乳方：黄芪鳝鱼汤

黄芪 30 克，红枣 5 颗，净鳝鱼 300 克，姜片、盐各适量。

起油锅，放入切段的鳝鱼、姜片，炒至鳝鱼段半熟，将黄芪、红枣放入锅内，加清水适量。大火煮沸后，转小火煲 1 小时至熟，加盐调味食用。

当归

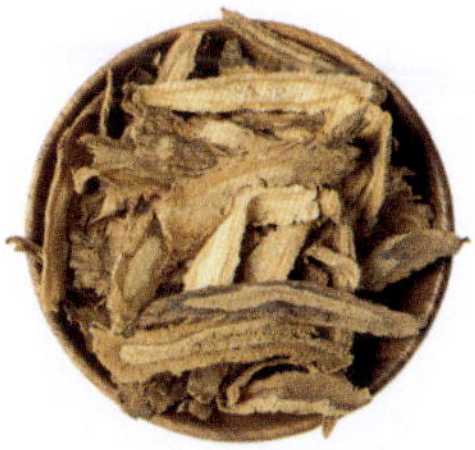

《本草汇言》载当归“血虚能补、血枯能润”，当归具有补血、活血、暖宫、丰胸、催乳的功效。此外，当归具有润肠通便的作用，适用于产后血虚导致的大便秘结。

别名：云归、秦归、秦当归、云当归。

用量：6~12 克。

性味归经：味甘、辛，性温，归肝、心、脾经。

适用体质：血虚体质，女性月经不调合并便秘的患者可选用。

禁忌：热盛出血者慎服。

补血催乳：黄芪当归炖草鸡

草鸡半只，黄芪、当归各 10 克，姜片、盐各适量。

将黄芪、当归装入纱布袋，用水浸泡 30 分钟。草鸡洗净，放入砂锅。将纱布袋、姜片和浸泡的水一起倒入，再加入适量水，炖煮 2 小时，加盐调味即可。

丝瓜络

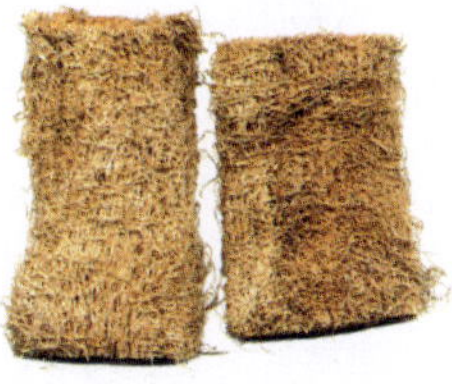

丝瓜络有助于祛风通络、活血下乳，常与王不留行、猪蹄、鲫鱼等同用，治疗产后乳少或乳汁不通等症状。丝瓜络也常搭配其他药品治疗乳腺增生和乳腺炎。

别名：天萝筋、天罗线、丝瓜筋、丝瓜网等。

用量：5~12 克。

性味归经：味甘，性平，归胃、肺、肝经。

适用体质：痰湿体质。

禁忌：脾胃虚寒者慎用。

通络下乳：丝瓜络鲫鱼汤

鲫鱼 1 条，丝瓜络 20 克，黄酒、姜丝、盐、香油各适量。

鲫鱼处理干净，丝瓜络切小块。香油下锅烧热，放入姜丝，再放入鲫鱼煎至两面金黄，放入丝瓜络、黄酒，加适量水煮沸，转小火炖熟，加盐调味即可。

产后催乳食谱推荐

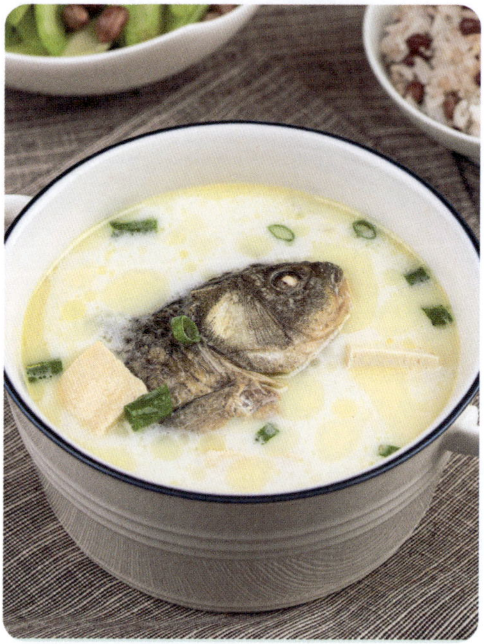

鲫鱼豆腐汤

原料：豆腐 300 克，鲫鱼 1 条，姜片、葱段、料酒、盐各适量。

做法：

1. 鲫鱼治净；豆腐洗净，切块。

2. 油锅烧热，放入鲫鱼煎至两面金黄。

3. 锅中放入适量水、料酒，下豆腐块、葱段、姜片，大火烧开后转中火炖 25 分钟，出锅前加盐调味即可。

对母乳妈妈的好处

此汤可补钙通乳，补而不腻，能为新妈妈补充优质蛋白质和多种维生素。

玉米排骨汤

原料：鲜玉米半根，排骨 300 克，葱花、姜片、盐各适量。

做法：

1. 排骨洗净，焯烫备用；鲜玉米洗净，切小段。

2. 砂锅加水，放入排骨、姜片、葱花，开锅后转小火，放入鲜玉米段，再煮 1 小时，出锅前加盐即可。

对母乳妈妈的好处

玉米能调中健胃，利尿消肿，降低血清胆固醇，适合新妈妈产后调理肠胃。

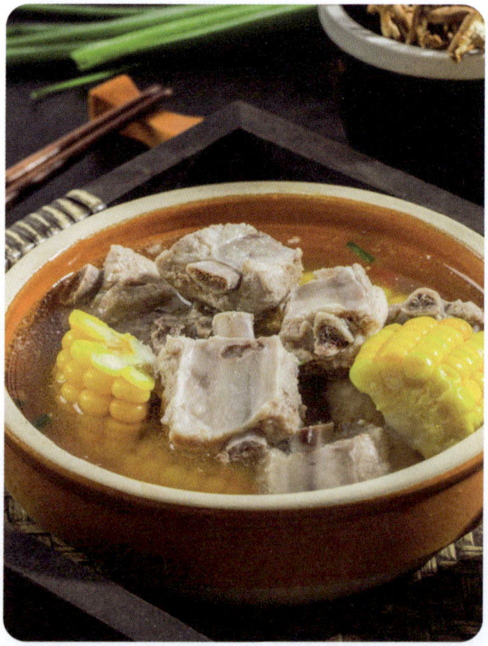

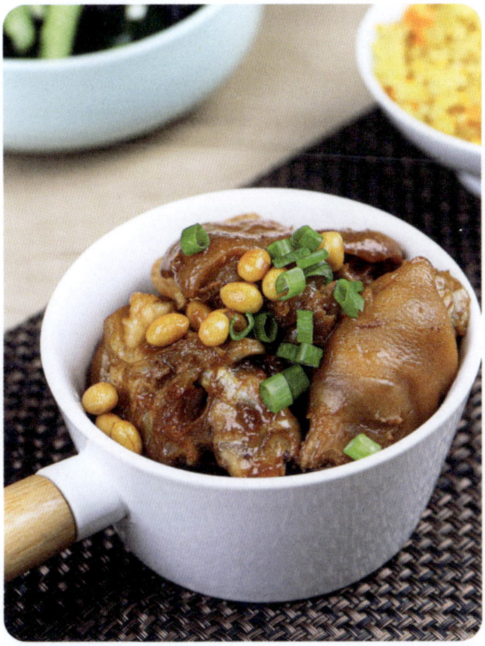

黄豆炖猪蹄

原料：猪蹄 1 只，黄豆 30 克，葱花、姜片、盐、料酒各适量。

做法：

1. 猪蹄洗净，切块，焯烫；黄豆用水浸泡 4 小时。

2. 油锅烧热，放入猪蹄，淋入料酒爆炒片刻，加入适量水。放入黄豆，中火炖至熟烂，出锅前加盐、葱花调味即可。

对母乳妈妈的好处

黄豆炖猪蹄含有丰富蛋白质、铁、钙等元素，有催奶的作用，适合产后气血两虚、乳汁欠缺的新妈妈。

红枣乌鸡汤

原料：乌鸡 1 只，红枣、枸杞子、姜片、盐各适量。

做法：

1. 乌鸡治净，切大块，放入温水中煮，待水开后捞出，去浮沫。

2. 锅中放适量水烧开，将红枣、枸杞子、姜片、乌鸡放入锅中，加水大火烧开，转小火炖至鸡肉熟烂，出锅前加盐调味即可。

对母乳妈妈的好处

乌鸡益气补血，可以滋养新妈妈身体，提高乳汁质量，是帮助催乳非常理想的食材。

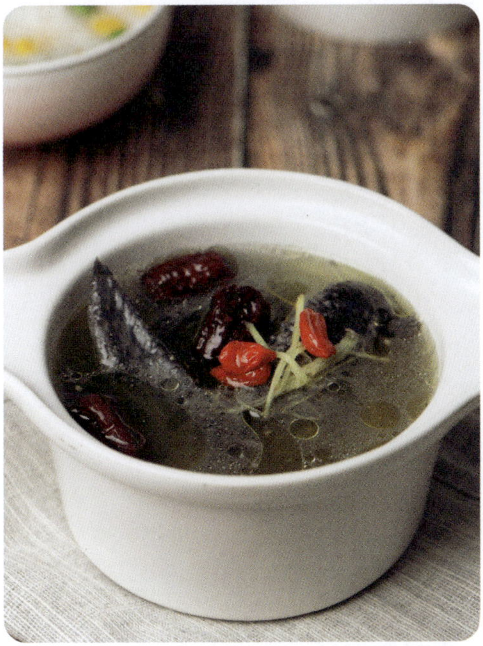

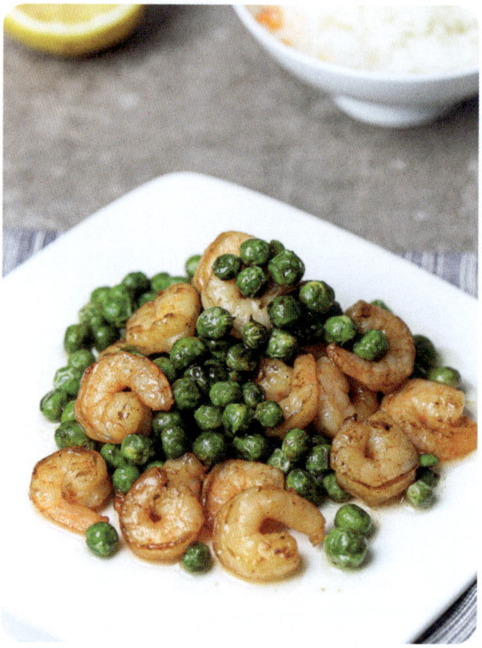

豌豆炒虾仁

原料：虾仁100克，豌豆50克，水淀粉、盐各适量。

做法：

1. 豌豆洗净，放入热水中，加适量盐，焯烫后捞出。

2. 油锅烧热，放入虾仁，快速翻炒后捞出。

3. 锅中留底油，放入豌豆翻炒，再放入虾仁炒至断生，用水淀粉勾芡，出锅前加盐调味即可。

对母乳妈妈的好处

豌豆和虾仁都含有丰富的蛋白质，有利于新妈妈乳汁分泌。

丝瓜蛋花汤

原料：丝瓜半根，鸡蛋1个，葱丝、姜末、盐、香油各适量。

做法：

1. 丝瓜洗净，去皮，切片；鸡蛋打散成蛋液。

2. 油锅烧热，放入葱丝、姜末翻炒，倒入适量水，放入丝瓜片。

3. 丝瓜片煮至断生后倒入鸡蛋液，煮成蛋花，出锅前放香油、盐调味即可。

对母乳妈妈的好处

丝瓜具有通经活络、理气的功效，适合乳汁不下的新妈妈食用。

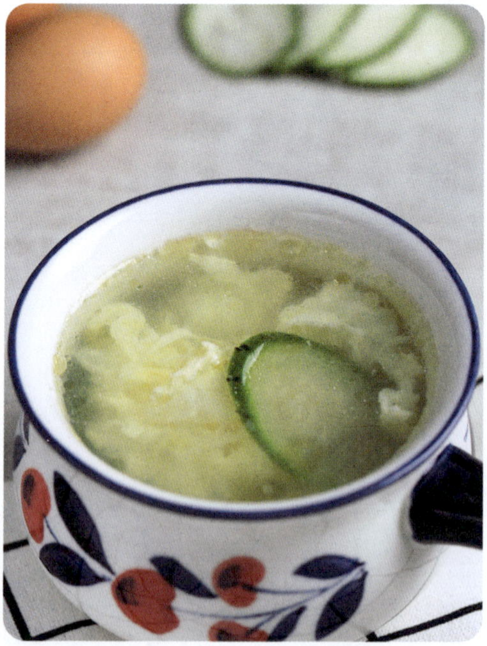

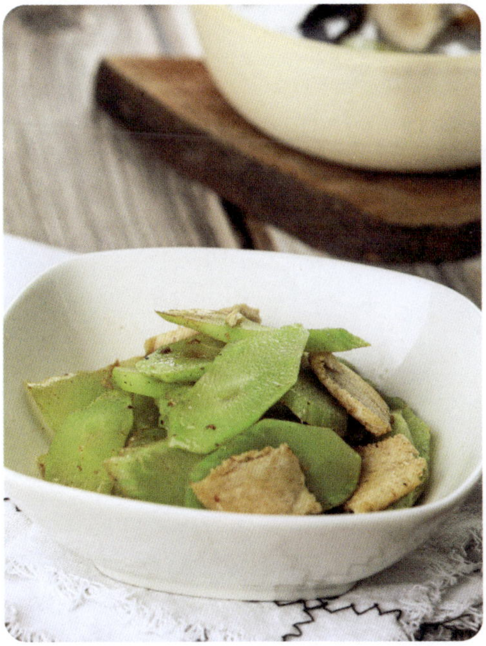

莴笋炒肉

原料：莴笋 300 克，猪瘦肉100克，盐适量。

做法：

1. 莴笋洗净，去皮，切片；猪瘦肉洗净，切片。

2. 油锅烧热，放入肉片翻炒，再放入莴笋片炒至断生，出锅前加盐调味即可。

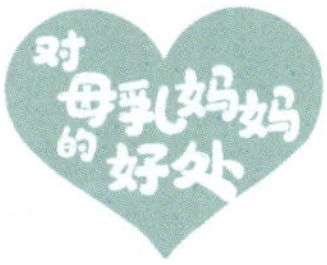

莴笋富含维生素 C、钾、膳食纤维，有预防贫血的作用，同时可以促进乳汁分泌。

南瓜粥

原料：南瓜 100 克，大米 50 克。

做法：

1. 大米淘洗干净，用水浸泡 1 小时。

2. 南瓜洗净，去皮，切片。

3. 大米放入锅中，加适量水，大火煮沸后转小火再煮 20 分钟。

4. 放入南瓜片，小火煮 20 分钟至粥稠即可。

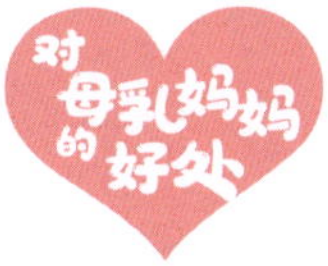

南瓜粥具有一定的补中益气、健脾和胃的作用，可以帮助新妈妈补养身体。

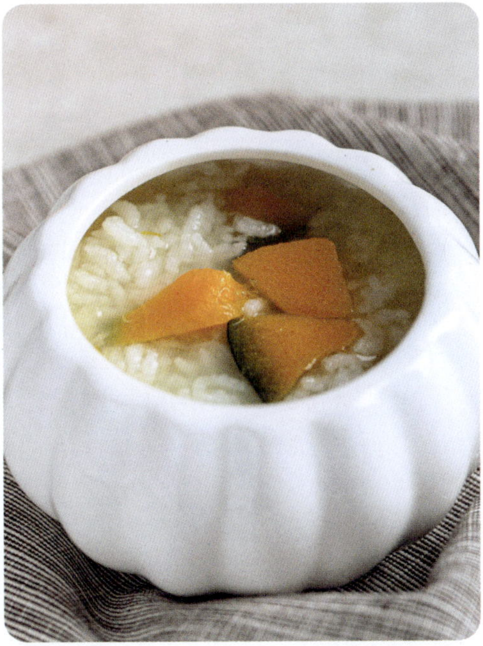

母乳喂养的真相

哺乳妈妈生病时应不应该进行母乳喂养，需要具体情况具体分析。多数情况下，新妈妈体内产生的用于抵抗疾病的抗体可以通过母乳转移到宝宝体内，因此是可以继续进行母乳喂养的。

新妈妈生病了，母乳喂养看情况

感冒

如果新妈妈感冒了，多数情况下是可以继续母乳喂养的。在新妈妈没有意识到自己感冒，即没有表现出咳嗽、咽痛、发热、鼻塞、流鼻涕的时候，宝宝已经曝露在有感冒病毒的环境中了，这时再隔离意义不大，可以继续让宝宝吃母乳。

新妈妈在感冒后身体能快速产生针对这种感冒病毒的特异性抗体，这种抗体能够通过乳汁传递给宝宝，宝宝从母乳中获得抗体，可减少宝宝生病的机会，因此不用停止母乳喂养。感冒期间，新妈妈要注意休息，多饮水，多吃新鲜蔬果，这样利于恢复。一定注意不能乱吃药，若服用了感冒药，则不宜在24小时内哺乳。

注意：感冒主要通过飞沫和接触传播，新妈妈感冒了之后尽量勤洗手，喂奶的时候注意戴口罩，避免鼻腔、口腔分泌物接触到宝宝。

糖尿病

患有妊娠期糖尿病的新妈妈，在分娩后可以哺乳，即便是用胰岛素治疗的哺乳妈妈，也是可以母乳喂养的。胰岛素作为一种自体蛋白质，对乳汁质量没有影响。而且在控制好血糖的前提下，糖尿病妈妈哺乳对母婴双方都有一定的好处。

对于新妈妈而言，哺乳期间大量的葡萄糖用于产生乳汁，血糖水平要低于不哺乳时，用于控制血糖的胰岛素使用量就会减少，所以，哺乳可以减少胰岛素的用量，还可以缓解糖尿病妈妈的多种症状，有利于疾病的控制。

糖尿病妈妈要监测好血糖，防止发生低血糖和酮症。低血糖会减少乳汁分泌，而酮体可进入乳汁，对宝宝造成影响。哺乳期的糖尿病妈妈首选胰岛素治疗。如果服用降糖物，则不可以继续母乳喂养，降糖类药物可能导致宝宝胰岛 β 细胞增生，容易发生低血糖。

肠胃炎

肠胃炎多数是由于吃了不干净的食物引起的，主要表现为恶心、呕吐、腹痛、腹泻、发热等，如果单纯是因为着凉或消化不好引起的腹泻，是可以正常哺乳的，很多轻微的胃肠炎无须用药便能痊愈。如果是脾胃虚寒引起的腹泻，建议新妈妈注意保暖，多吃些温补脾胃的食物进行调理，如糯米、莲藕、鲈鱼、花生、红薯等。

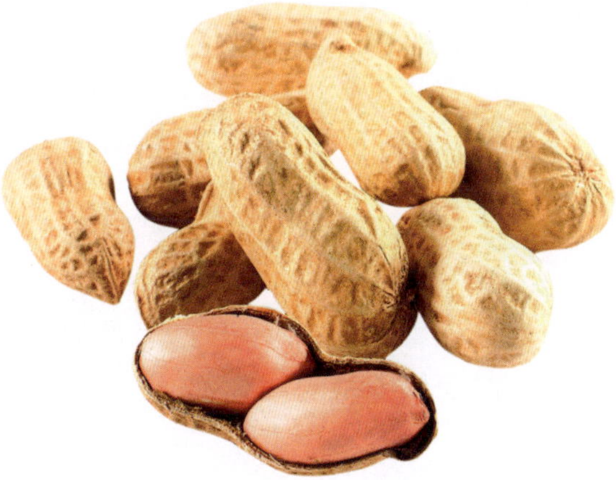

如果伴有发热，腹痛严重要考虑可能是感染性腹泻，如果新妈妈感染了痢疾杆菌或者沙门氏菌，这些细菌会产生大量的毒素，并且影响母乳，那就不建议继续哺乳了，否则会影响宝宝健康。

发热

发热是人体的一种自我保护机制，新妈妈发热时体内会产生针对导致发热的病菌的大量抗体，可以通过乳汁传递给宝宝，可以给宝宝喂奶。如果新妈妈发热要服用药物，最好根据病情听取医生的建议是否喂奶，因为药物会经过乳汁被宝宝少量吸收。

不宜哺乳的疾病

- HIV 感染或患有严重疾病，如慢性肾炎、恶性肿瘤、精神病、癫痫、心功能不全等应停止哺乳。
- 化疗、放疗期间一般禁忌母乳喂养。
- 感染结核病及一些内分泌疾病不宜哺乳。
- 患有免疫相关疾病，长期使用激素治疗则不宜哺乳。

第四章

背奶妈妈，工作哺乳两不误

许多哺乳妈妈在宝宝 3~4 个月的时候需要重返职场，但这个时候宝宝还非常需要母乳来作为成长发育的保障。上班后，哺乳妈妈不得不利用工作间歇吸出母乳，中午、晚上背回家，开启背奶妈妈的“征程”。

背奶前的准备工作很重要

职场妈妈在宝宝 4 个月的时候就要开始上班，但是上班并不等于断奶，宝宝这个时候依然需要母乳提供重要的营养素。很多新妈妈既上班又坚持哺乳，从而成为了背奶一族。背奶妈妈虽然很辛苦，但为了宝宝的健康，相信这一切是值得的。

宝宝提前适应

从前宝宝和妈妈朝夕相处，突然一整天找不到熟悉的气息和熟悉的脸庞，宝宝会感到不适应。宝宝的分离焦虑是很正常的一种心理行为，表明内心对妈妈的依恋。这时需要妈妈更温柔地对待宝宝，让宝宝逐渐适应妈妈不在身边的感觉。

首先让宝宝熟悉即将看护他的人，无论是家里的老人还是专业可靠的育儿嫂或者保姆，给宝宝和看护人建立起信任和感情的时间。

宝宝习惯了妈妈的气息，可以给宝宝留下一件带有妈妈气息的衣服，会让宝宝有一种熟悉感。

让宝宝逐渐接受奶瓶，在准备上班前的 1 个月，试着把乳汁装入奶瓶中，由看护人来喂宝宝。

每天询问宝宝的行为表现，将晚上的哺喂计划调整得更切合宝宝的需要，因为有的宝宝意识到妈妈晚上会在，会断断续续地在晚上拉长吃奶时间。

宝宝不认奶瓶怎么办

♡ 如果宝宝习惯了哺乳，妈妈用奶瓶喂他时，可能会被拒绝。因此，最好让妈妈以外的人用奶瓶喂。

♡ 在宝宝不太饿的时候，可以把奶瓶递给宝宝，让他熟悉这个物品。

♡ 宝宝刚开始使用奶瓶时，不要选择流量过大的奶嘴。

♡ 试着用不同的姿势给宝宝喂食，让奶瓶喂养更像哺乳。

♡ 可以试着一边喂奶，一边唱歌给宝宝听，转移宝宝注意力，使他不自觉地接受使用奶瓶。

♡ 使用奶瓶前，先将奶嘴放在温水里暖一下，宝宝会更容易接受。

新妈妈的心理建设

背奶妈妈既要完成每日的工作，还要按时吸奶，对新妈妈来说，身体和心理都有一定的压力。无论妈妈把宝宝托付得如何安全，也无论妈妈多么热爱自己的工作，研究表明，在情感和心理方面，宝宝和妈妈这时都不适合长久分离。

提前制订背奶计划

新妈妈的背奶计划要根据离家的时间来制订。

如果家距离单位近，可以上班前哺乳，中午回家哺乳，下班后哺乳。

如果家距离单位远，可以选择上班前哺乳，工作中吸奶，使用背奶包和冰袋储存乳汁，下班后哺乳。

如果可以将宝宝带在身边，按需喂养，这是最理想的状态，但很少有人能做到。

刚刚上班的妈妈，如果中午不能回家哺喂，开始时吸奶的次数要多一点，吸奶时间与宝宝之前在家吃奶时间一致，这样才能避免胀奶，保证充足的泌乳量。如果宝宝刚出生不久，哺喂数比较频繁，妈妈吸奶次数要增加，回家后要立即哺乳。

随着宝宝慢慢长大，添加辅食后，对于母乳的需求越来越小，新妈妈上班吸奶的次数可以逐渐减少。宝宝1岁以后可以根据情况选择是否继续背奶，哺乳妈妈可以晚上回家亲喂1次。

时间	方式		哺喂频率
上班前	亲喂		1~2 次
上班期间	吸奶或挤奶	刚恢复上班	3~5 次，间隔 2~3 小时
		吸奶量稳定后	2~3 次，间隔 3~4 小时
		宝宝奶量变少	1~2 次
回家后	亲喂		不限次数
夜间	亲喂		不限次数

背奶问题答疑

背奶妈妈在背奶过程中会遇到各种各样的问题，这里为新妈妈解答 4 个最常见的问题，帮刚开始背奶的妈妈安心地开启背奶之旅。

离开宝宝奶量会下降吗

新妈妈重返工作岗位后，为了不断宝宝的口粮会选择开始背奶，有的新妈妈发现，背奶没几天，奶量好像越来越少。背奶妈妈刚开始背奶的最初一周，因为工作和背奶生活的不适应可能精神压力较大，晚上如果宝宝再哭闹，休息不好，就会影响泌乳量。上班后，宝宝吸奶次数减少，如果新妈妈吸奶频率不高，胀奶时不能及时排空，身体会以为不需要那么多奶了，就自然消退了。此外，营养不均衡、没有及时补充水分、工作忙等因素也会影响背奶。背奶的环境、背奶妈妈的心理压力等都是潜在影响因素。

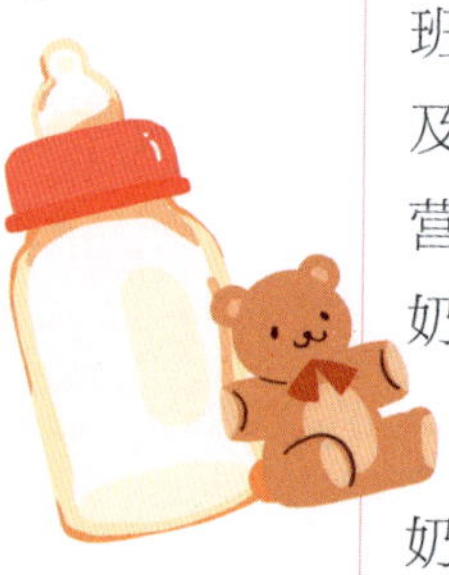

哺乳妈妈的身体不停地在产奶，只要定时吸奶，每次尽量排空，奶量是可以维持的。

背奶期间保持泌乳量，新妈妈可以这样做

♡ 首先，要注意保证充足的休息。上班期间相比产假休息时间更少，休息好才有利于背奶妈妈保持良好的身体状态，保持激素分泌的平衡，宝宝的奶量才有保障。中午尽量午睡 30 分钟，保持精力充沛，心情也会更好。

♡ 及时排空乳房。背奶妈妈要定时排空乳房，不要等到胀奶了才去。排空乳房的频次要跟平常宝宝吃奶频次保持一致，不要延长吸奶间隔时间或缩减吸奶次数。只有乳房持续排空，才能保证泌乳量。

♡ 哺乳妈妈要摄入足够的营养。注意多喝水，乳汁 90% 的成分是水，不要因为工作繁忙忘记饮水。此外，背奶妈妈可以准备一些水果、坚果、点心、牛奶之类的食物进行营养补给。

新妈妈需不需要提前囤奶

不少新妈妈担心上班后工作繁忙或者压力大会影响泌乳量，因此提前会用吸奶器吸出很多奶，冷冻保存。额外吸奶容易使新妈妈的乳汁分泌过多，当奶水供过于求时，会增加发生堵奶、乳腺炎的风险。冷冻奶虽然保存着营养，但口感与新鲜的母乳有差别。因此，尽可能地缩短冷冻时间，让宝宝吃新鲜的乳汁。

背奶妈妈不要囤积大量乳汁，留 3~4 袋冷冻奶备用即可，最好当天吸奶、背奶、哺喂，留足第二天白天哺喂宝宝的量即可。只要背奶妈妈保持亲喂和背奶的习惯，是可以保持正常的泌乳量的。

没有宝宝吸吮会堵奶吗

宝宝在吃奶时会用嘴巴一边按压乳晕一边吸吮，宝宝嘴巴的按压有疏通乳腺的作用。单纯用吸奶器吸奶只会把奶抽出来，不会按压，容易越吸越堵。每次吸奶前可以先用手按摩乳房，疏通乳腺后再用吸奶器，出奶会很快。如果外出时没有吸奶器，也可以手动挤奶，缓解胀奶问题。

背奶什么时候可以结束呢

母乳对 1 岁以内的宝宝来说是生理需求，1 岁之后更多的是心理需求。宝宝 1 岁后，新妈妈白天上班时间可以不背奶，上班以外的时间建议新妈妈在家亲喂。宝宝 1 岁之内还是以母乳为主的，辅食添加是锻炼宝宝学习咀嚼和吞咽的过程，宝宝 1 岁之后可以慢慢减少奶量，把辅食逐步过渡到主食。如果宝宝不太愿意吃辅食，1 岁半以内多吃母乳都是没有问题的，可以让宝宝慢慢地调整。

背奶准备物品

吸奶器

吸奶器对于背奶妈妈来说很重要，选择一款合适的吸奶器可以达到事半功倍的效果。吸奶器有两种——手动吸奶器和电动吸奶器。

手动吸奶器基本是单手按压的，一个手动按压器连接一个收集乳汁的塑料瓶，需要自行调整吸奶、停顿的频率，并控制力道。一般只要妈妈正确使用，可以顺利地吸出大部分乳汁。手动吸奶器轻巧便捷，不用担心电源问题，可以随时使用。但一般吸奶时间比较长，手会比较酸痛。

电动吸奶器模仿宝宝的吸吮过程。宝宝吸吮第一阶段刺激泌乳，宝宝的吸吮刺激乳头和乳晕，这时候的吸吮是急促快速的，从而引发奶阵，促使乳汁分泌；第二阶段待乳汁流出后，宝宝缓而深地吸吮母乳。电动吸奶器模仿宝宝的吸吮节奏，可以调节振动频率、力道。但电动吸奶器组件较多，不易于携带。

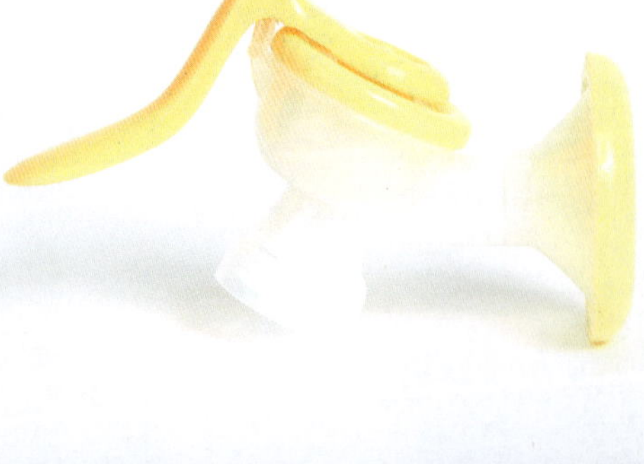

好的吸奶器应具备的特征：

- 具备较强的吸力。
- 使用时，乳房没有疼痛感。
- 能够调节吸力。

使用吸奶器的注意事项

1. 喇叭罩要选对，测量一下乳头尺寸与吸奶器喇叭内口的直径，前者要比后者小一些，不能过大或过小，不然乳头或乳晕会受伤。

2. 使用电动吸奶器先选择按摩模式，刺激奶阵，再选择吸奶模式。

3. 吸乳后，如果妈妈乳头肿大，若没有堵奶肿块，可冷敷乳房。

储奶冰包

吸出的乳汁必须及时冷藏，防止变质。如果工作单位有冰箱，母乳冷藏起来比较容易。如果工作单位没有冰箱，就需要妈妈自己准备储奶冰包。冰包的用料和厚度不同，保冷效果也不相同，妈妈可以根据通勤远近和是否有冰箱等因素选择合适的冰包。

蓝冰或冰袋

蓝冰是一种无毒、可重复使用的冷冻介质。储奶冰包里需要加入蓝冰或冰袋才能长时间保存母乳。如果冷冻母乳时间较短，在 5~8 小时，可以选择多个冰袋。如果需要较长时间的保冷，蓝冰效果会更好。背奶前一晚，将蓝冰摇匀，放置冰箱冷冻 10~12 小时。背奶妈妈可以根据自身情况选择蓝冰还是冰袋。

♡1 块蓝冰 = 2~3 个冰袋，可保冷 5~8 小时。

♡2 块蓝冰 = 4~6 个冰袋，可保冷 10~16 小时。

♡3 块蓝冰 =8~12 个冰袋，可保冷 24 小时。

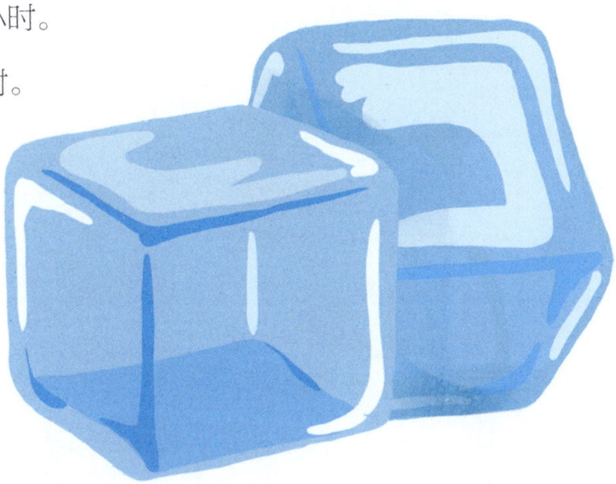

如何选择蓝冰

有些背奶包配有蓝冰，如果没有，背奶妈妈可以根据自己的需要选择适合自己的蓝冰。

波浪冰盒

更适合储奶瓶，凹槽设计，可以冷冻多个储奶瓶，使其更稳固。

小冰袋

体积小，使用方便，价格适中，可以作为蓝冰的补充。

直板冰盒

相对比较灵活，对储奶瓶的数量没有要求，储奶袋和储奶瓶都合适。

消毒锅

母乳脂肪含量高，如果只用水清洗储奶瓶会残留很多油脂，长期使用易滋生细菌，对宝宝健康不利。可以使用消毒锅，最好带烘干功能，也可以用开水烫一下直接晾干。

储奶瓶、储奶袋

储奶瓶或储奶袋都有刻度标记。使用储奶袋时注意不要存满，防止冰冻后袋子因结冰胀破。最好根据宝宝的食量分成不同容量的小份，用记号笔写上时间，防止过期。储奶袋为一次性使用，适合作为冷冻奶的储存工具。

对比内容	储奶瓶		储奶袋
	玻璃	塑料	
储存容量	较大	较大	较小
储存环境	建议冷藏	建议冷藏	冷藏冷冻
抗率性	易碎	耐摔	冷冻后有破裂风险
耐耗性	可重复使用	可重复使用	一次性
便携性	较重	便捷	避免受到挤压
连接吸奶器	可直接连接吸奶器	可直接连接吸奶器	部分品牌可以
连接奶瓶哺喂	可直接用奶瓶哺喂	可直接用奶瓶哺喂	不可以

免洗洗手液

每次吸奶前，新妈妈要保持手部清洁，如果所在地方洗手不方便，可以使用免洗洗手液，快捷省时。

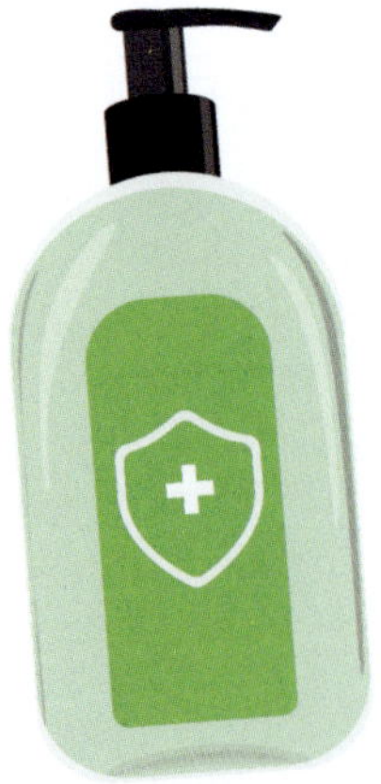

防溢乳垫

新妈妈在工作时若想避免漏奶弄湿衣服，最好准备一些防溢乳垫。防溢乳垫柔软干燥的内衬能让肌肤保持干爽，它吸收力超强的高分子材质能吸收溢出的母乳，并将溢乳固定在内部透气防水层，使背奶妈妈衣服保持干爽。一些防溢乳垫是独立小包装的，上班携带方便。

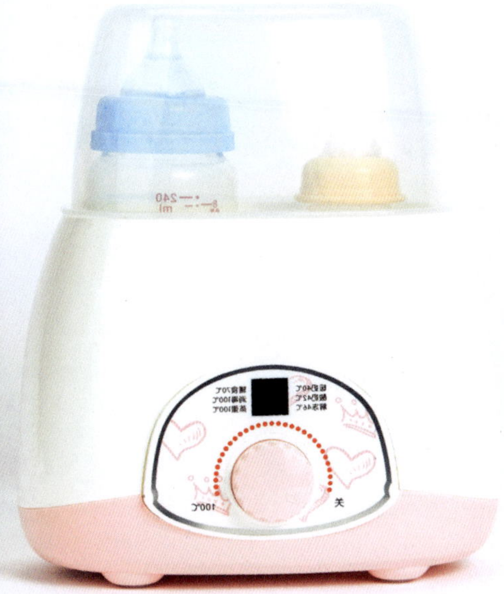

温奶器

给母乳加热需要把握适宜的温度，温度太高会破坏母乳的营养，杀死活性因子；如果温度偏低，宝宝吃完肠胃会不舒服。使用温奶器可以调控温度，一般将温奶温度调到 40~42℃为宜，有的温奶器不仅可以温奶，还具有给奶瓶消毒的功能。

喂奶巾

如果工作的地方没有专门的哺乳室或母婴室，可以自备一条喂奶巾。在吸奶时会更有安全感，减少尴尬。

数据线、充电宝

电动吸奶器需要连接电源，如果吸奶时用电不方便，背奶妈妈可以用数据线连接充电宝，就不会耽误吸奶。

母乳保存期限

温度	储存时间
19~26℃（室温）	4~ 6 小时
4~15℃（冷藏袋）	24 小时
0~4℃（冰箱冷藏室）	4~8 天
−15℃（单门冰箱冷冻室）	2 周
−18℃（双门冰箱冷冻室）	3~4 个月
−20℃（冷柜）	6 个月

背奶的注意事项

1. 背奶妈妈即便工作繁忙，也要坚持每隔 3 小时就吸一次奶，能够有效刺激泌乳，也能防止胀奶引发乳腺炎。

2. 下班回家解冻冻奶的时候不要将、储奶瓶或储奶袋直接加热，可以用温水浸泡。待完全解冻后再隔水加热。

3. 解冻后的母乳，如果宝宝没有喝完，不要继续储存，应处理掉。

背奶 7 步流程图

母乳妈妈不可避免地要返回工作岗位，为了能够让宝宝继续喝到母乳，需要的不仅仅是坚持母乳哺喂的决心和信念，更重要的是要有充分的准备。

第二天起床后再检查一遍背奶包，储奶瓶根据需要可以多带几个。

对于路程较远的背奶妈妈，前一天晚上记得将蓝冰提前冰冻，储奶袋放好，储奶瓶洗干净；吸奶器充满电（或者带上充电器、数据线）；带好纸巾或消毒湿巾，将要用的东西准备好，避免第二天遗漏物品。

出门前再一次亲喂宝宝，既可以满足宝宝，还能避免路上胀奶的问题。

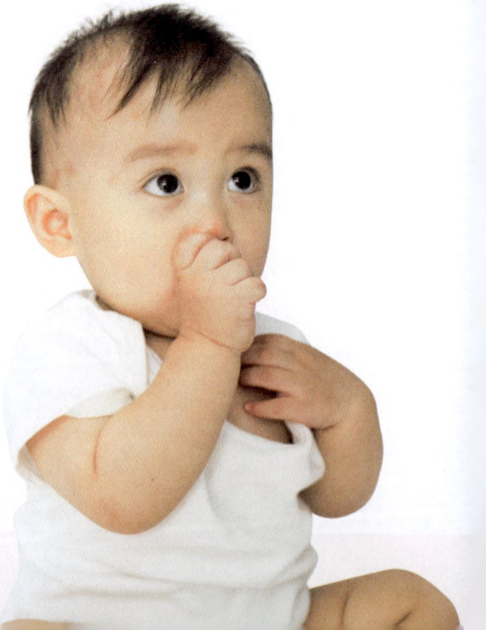

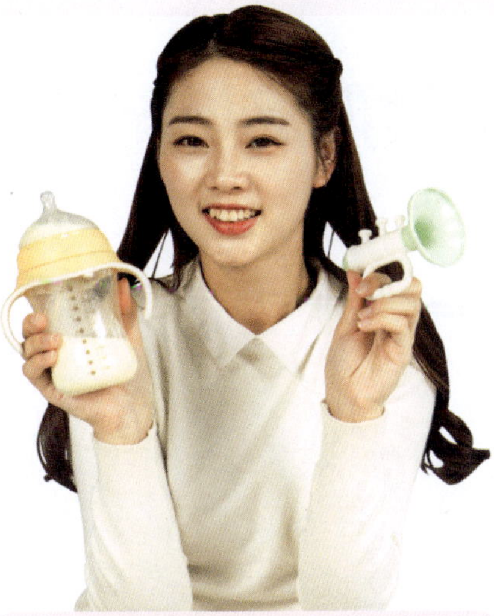

到达工作单位后，将蓝冰放在冰箱的冷冻层。如果没有冰箱，就把背包放在避光的地方。

下班后将冷藏在冰箱里的储奶瓶或储奶袋一起放进背包里。

背奶妈妈上班后，每隔 2~3 小时吸一次奶，例如，上午 10 点、中午 12 点、下午 2 点 30 分以及 4 点 30 分。吸完奶后及时将储奶瓶或储奶袋放进冰箱冷藏室或者是带有蓝冰或冰袋的背包里。

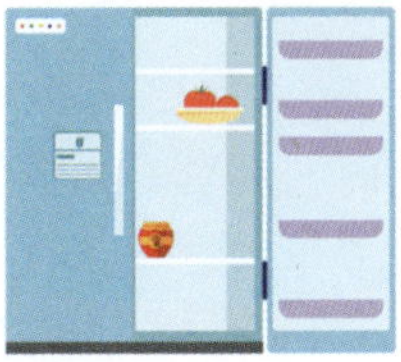

背奶妈妈到家后先将乳汁放进冰箱冷藏室，如果需要长期保存，需要将乳汁放进储奶袋，再放进冷冻层，同时将第二天要用的蓝冰放在冷冻层。妈妈回家后哺喂宝宝。

背奶 7 个注意事项

解冻只能用温水

冷冻的乳汁不可使用超过50℃的水解冻，不可以使用微波炉解冻或者直接加热，这样会破坏母乳的营养成分。冷冻母乳要先放入冷藏室解冻，或者放在流动的温水下解冻，然后放在室温下退凉，或者放在温水中慢慢回温。不同温度的母乳不要混装在一个容器内，以免变质；分几次挤出来的母乳，可以放凉到相同温度后倒进一个容器内。

选择合适的存储容器

储奶袋的容量最好在100毫升左右，如果宝宝一次吃不了，也不会浪费太多。装母乳的瓶子或袋子不要太满，要留有空隙，冷冻后会胀大。挤出的母乳如果不在4小时内给宝宝食用，就立即放入冷藏室或冰盒内。如果长时间存储母乳，最好的选择是塑料材质的专用储奶袋，而非玻璃瓶、不锈钢瓶，玻璃容易黏附母乳中的活性物质。

与冰箱其他食物分开存放

最好准备一个专放母乳的小冰箱，或者在大冰箱中至少有一个抽屉专门存放母乳。冷藏层若无法做到专柜专用，可以准备一个保鲜盒，将母乳单独存放在保鲜盒内，确保不与其他食物串味，同时定期清洗和消毒保鲜盒。尽量把装母乳的容器放在冰箱靠里处，因为冰箱靠里的地方温度比靠门边和两侧的位置更稳定，不容易受到开关冰箱门的影响。

坚持早晚亲喂

妈妈上班前和下班后要尽量亲喂，让妈妈和宝宝有充分的接触时间，培养良好的亲子关系。背奶妈妈在家保持亲喂和勤喂，可以保证奶量，因为不管手挤还是用吸奶器吸都没有宝宝的吸吮效果好。如果周末在家休息，可以适当增加亲喂频次。

吸奶容器需要清洁、消毒

乳汁储存时间的长短跟乳汁收集过程中是否接触细菌密切相关，所以上班吸奶的妈妈一定要注意清洁卫生。在吸奶前，吸奶器、储奶瓶需要清洗消毒，保证没有细菌进入奶瓶中。此外，背奶妈妈的手也要用水清洗干净，乳汁吸出来后尽快冷藏。

储奶袋上需标记日期

首先要记得吸奶的时间，每天把吸好的奶标注日期和时间，按顺序摆放整齐。不同储存方式的存奶保质期不同，拿取时要注意安排好时间。母乳冰冻的保质期最多只有 6 个月，因此，为避免母乳过期，一定要在袋子上标记吸奶的日期，早吸出的母乳早食用，以免给宝宝吃到过期奶。

不可二次冰冻

解冻后的母乳，最好在 1~2 小时内食用完。如果宝宝喝不完就扔掉，不可二次冰冻，也不能一直放在温奶器中给宝宝下一顿再吃。宝宝一开始喝奶，乳汁就会接触口腔中的细菌，长时间放置余奶，细菌容易滋生，破坏乳汁中的营养物质，重则可致肠道感染。因此，如果没有喝完，就应丢弃，不要留到下一餐。

给新爸爸的话

帮助背奶妈妈清洗吸奶器，吸完奶后储存乳汁的容器、吸奶器及收集乳汁的部件要完全分开，用热水加清洁剂浸泡清洗，使用沸水消毒，也可以用洗碗机清洗。清洗后一定要风干并在干燥条件下保存。不推荐用化学消毒剂，这样有使宝宝接触化学消毒剂的风险。

简单 5 步母乳加热方法

母乳的加热方式要引起重视，如果方法不对就会破坏母乳的营养成分。

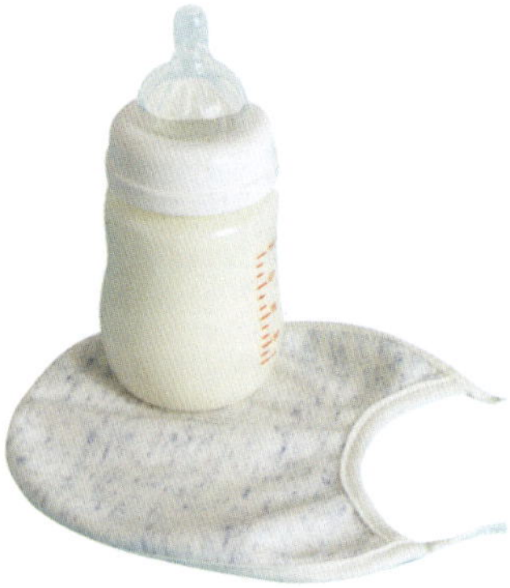

- 从冷冻室取出母乳，放置冷藏室 12 小时，或放在温水中解冻。
- 将解冻好的母乳倒入宝宝的奶瓶中。
- 将奶瓶放在盛有温水的容器里加热，当水温变凉后，继续倒入新的温水。也可使用恒温的温奶器。

注意：如果是冷藏母乳，可直接从这一步开始，使用温奶器时设置温度为 40~42℃。

- 晃动奶瓶，以达到均匀受热的目的。
- 加热结束后，滴几滴奶在手腕内侧，温度接近手腕温度即可。

加热母乳的方法

隔水烫热法

如果是冷藏母乳，可以把盛装母乳的容器放进温水里浸泡，使乳汁吸收水里的热量而变得温热。浸泡时，要时不时晃动容器，使母乳受热均匀。如果是冷冻母乳，要先泡在温水解冻，再进行隔水加热。

温奶器加热

温奶器又称热奶器，使用时将盛有冷藏或冷冻的母乳容器放入，加适量水，水面的高度以低于温奶器端口 2 厘米为宜，把温奶器的温度设定在 40~42℃，隔水加热母乳。当指示灯灭时，表示水温已经达到要求，但因为有容器的阻隔，容器内的母乳需要过 2 分钟才能达到瓶外的水温。

选择合适的吸奶空间

背奶妈妈面临的另一个问题就是吸奶场所。吸奶是一件私密的事情，因此，背奶妈妈在给宝宝吸奶时尽量给自己选择一个私密空间。安静、舒适的吸奶环境可以让妈妈放松心情，心情放松有利于吸奶。

卫生间

很多背奶妈妈不得不选择在卫生间吸奶。如果只能在这里吸奶，可以搬一把椅子进去，放置各种吸奶工具。背奶妈妈尽量避开如厕高峰，避免产生焦急心理，最大限度为自己创造更好的吸奶环境。

会议室

如果工作单位没有吸奶室，背奶妈妈也没有独立的办公室，可以和领导沟通是否可以提供空库房或会议室供吸奶使用。会议室一般隔音效果较好，外边几乎不会听到吸奶器的声音，可以避免妈妈心理上的尴尬。

茶水间或会客室

茶水间或会客室可以作为背奶妈妈不错的吸奶场所。只要避开会客和休息高峰，背奶妈妈可以在这里吸奶。不过茶水间和会客厅属于公共场所，可能随时都有人进入，引起尴尬，背奶妈妈最好在门上贴一张门贴，避免有人打扰。

避免尴尬小妙招

♡ 背奶妈妈每天不仅要在工作之余吸奶，还要避免被同事撞见的尴尬局面。可以巧用几个小妙招，轻松缓解尴尬问题。

♡ 使用不透明的盒子或袋子包裹储奶瓶或储奶袋，再放进公司的冰箱。

♡ 吸奶时尽量选择声音小的吸奶器。

♡ 当人询问你在干什么时，可以选择委婉的方式回答：给我家宝宝准备口粮。相信他们就能听明白了。

冷冻母乳问题

背奶妈妈辛苦吸出来的乳汁，在常温下不能长时间存储，需要将母乳尽快放在冰箱里冷冻。冷冻的乳汁会有什么变化呢？背奶妈妈了解一下吧！

母乳冷冻后营养会流失吗

母乳不仅含有易于宝宝消化的营养物质，还含有丰富的活性成分，是宝宝最好的食物。有研究指出，冷冻保存的母乳中，蛋白质、脂肪、碳水化合物等变化不大，但母乳中的免疫活性成分在冷冻保存后，含量是明显下降的，并且温度越低、保存时间越长，其含量下降越多。比如母乳中的维生素 C 在长期冰冻保存中含量会下降，但新鲜母乳的维生素 C 含量是很丰富的。

冷冻后的母乳会有一定的营养流失，但还是具有很高的营养价值，仍然优于配方奶，比如初乳中的免疫球蛋白 A 和生长因子在零下 18℃的温度下可以稳定至少 6 个月。母乳中很多营养物质是根据每个宝宝的具体需要提供的，宝宝吃了之后仍然可以增强抵抗力。

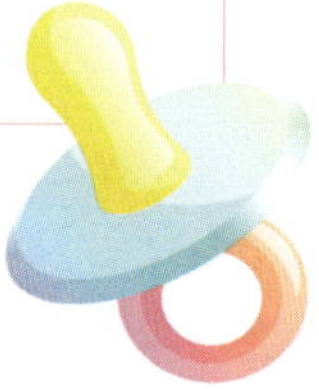

冷冻母乳不需要煮沸

冷冻母乳不需要煮沸杀菌，首先母乳中含有大量的活性免疫球蛋白，本身就有杀菌功能，而密封储存于零度以下的冰箱时，也不会被细菌感染，所以不需要煮沸。另外，高温会让母乳中的免疫活性物质失活，蛋白质变性，营养价值大打折扣。

冷藏或冷冻的母乳一旦加热，就不可以再次冷藏或冷冻，也不可以反复加热后给宝宝吃。

冷冻母乳有分层是正常的

母乳里含有油脂，在低温下会凝固。如果是冷冻母乳，拿出来后会发现下边很清，上边覆盖着厚厚的丝絮状的东西，这是母乳的分层现象。主要是因为母乳在静置冷冻的状态下出现了水乳分离，脂肪密度小，漂浮在表层，形成水层和脂肪层，这是正常的现象，不是变质。只需要在复温时，轻轻旋转奶瓶摇匀母乳，让其充分混合在一起就可以了。

此外，冷藏或冷冻母乳一段时间后，即便储存得当也会出现发黄、发蓝、分层等，这都是正常现象，不是变质。

母乳中的蛋白质含量比较高，如果储存不当，很容易变质。首先闻一闻母乳的味道，正常的母乳有一点腥味，但如果闻到有酸酸的气味，那就代表母乳变质了。

母乳长时间冷冻会有腥味

冻奶有腥味是因为母乳中一些营养物质发生了变化。母乳内含有乳铁蛋白、碳水化合物、脂肪、维生素、矿物质等。此外，母乳里还含有丰富的酶类、免疫活性物质。放入冰箱1个月左右，母乳中叶酸和叶黄素就渐渐失活，3个月左右，蛋白质、脂肪、维生素 B_1 等都会有一定程度的下降。这些变化都是母乳变腥的原因。

但变腥的母乳并不意味着变质，依然可以放心给宝宝食用。

缩短冷冻时间，母乳冷藏后尽量当天或隔天给宝宝食用，省去冷冻和加热的过程，能有效避免腥味产生。如果需要冷冻，挤奶后排空储奶袋中的空气，及时放冰箱。解冻时尽量室温解冻、避免加热。

母乳喂养真相

运动之后，身体容易产生更多的乳酸，新妈妈运动后身体产生的乳酸进入乳汁中，会不会对乳汁的口感和质量产生影响呢？

运动不会影响哺乳

目前研究认为，乳汁中的乳酸浓度增加会略改变乳汁的味道，不过这对宝宝的健康没有什么影响。新妈妈可以运动后休息 30~60 分钟，等乳酸浓度降低后再给宝宝喂奶。

产后运动不会影响泌乳量

哺乳期妈妈运动出汗后需要及时补充水分，身体在缺水的状态下，母乳会减少。只要及时补充水分，运动对泌乳量不会产生影响。只有在高强度运动下，每天消耗的热量大于 1500 千卡，才会使泌乳量减少 15%。其次，新妈妈为了恢复身材，不仅运动还节食，这将导致身体缺乏脂肪和热量，影响泌乳量。

哺乳期内，有些新妈妈反而因为缺少运动，血液循环不畅，导致母乳分泌减少。适量运动有助于加速血液循环和身心放松，还有助于乳汁的分泌。但新妈妈注意不要剧烈运动，以不感到疲惫为宜。运动时穿舒适并能对乳房起到支撑作用的内衣。

乳酸不会影响宝宝

运动后，身体会产生大量的乳酸，如果分解乳酸所需的矿物质或维生素来不及补足，容易造成乳酸在体内堆积。因此，剧烈运动后，在短时间内，母乳中的乳酸含量会增加，免疫球蛋白 A 会减少，但这种改变在运动后 30~60 分钟，或者适当补充一些辅酶 Q10、B 族维生素或矿物质，乳酸得到分解后，就会恢复如初。如果是适量运动，即使运动结束后马上检测，母乳中的免疫球蛋白 A 和乳酸的变化也并不明显。

除乳酸和免疫球蛋白 A 外，运动并不会对乳汁中的其他成分产生明显的影响。如果担心运动对母乳会有影响，可以选择在运动前哺乳，或在运动 1 小时后进行哺乳。

母乳营养不会下降

在宝宝6个月添加辅食后，常有人说母乳没有营养，要及时添加辅食。其实这是一个错误的观念，母乳是有营养的，其中的营养成分根据宝宝的需求均衡配置，并能随泌乳的阶段动态变化。

母乳的稀与稠

在哺乳的过程中，乳汁的成分会发生变化，哺乳刚开始时，乳汁中脂肪含量少，看起来稀薄，而哺乳末期，脂肪含量则增加，看起来更稠。母乳的稀与稠一般体现在前奶和后奶上。前奶水分较多，蛋白质偏多，颜色较清。后奶比较黏稠，含脂肪较多，颜色偏白。

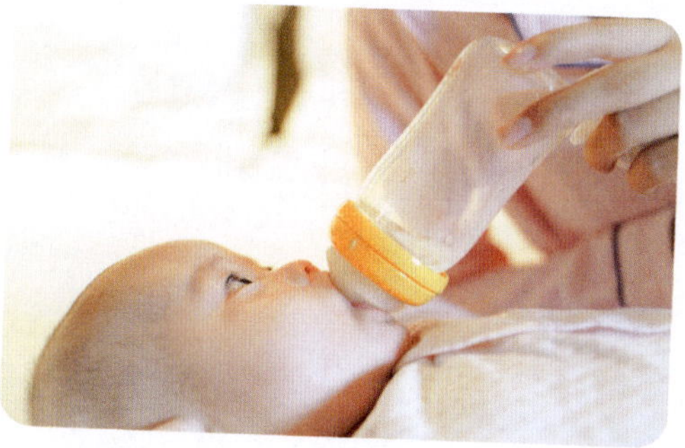

母乳的质量问题

母乳过稀并不是质量不好，除了脂肪含量外，乳汁的其他成分相对稳定，营养变化不大。母乳的营养成分基本不受哺乳妈妈饮食和营养状态的影响。一项研究表明，处于贫困饥荒时期下的哺乳妈妈的乳汁和营养状况正常的妈妈的乳汁营养成分没有明显差别，都富含宝宝所需要的营养。

乳汁中的营养素含量相对稳定，但哺乳妈妈的饮食会影响乳汁中的矿物质和水溶性维生素的含量。另外，如果妈妈自身缺乏水、矿物质、蛋白质时，会影响乳汁的分泌量，所以哺乳妈妈饮食均衡还是很重要的。

乳汁成分	是否受饮食影响
乳汁总量	否，即使在母亲短期禁食的情况下
碳水化合物	否
蛋白质	否
脂类	脂肪总量不受影响，但影响脂肪酸种类
细胞活性物质	否
免疫物质	否
脂溶性维生素	是，受乳汁中脂肪水平的影响
水溶性维生素	是
矿物质	否：铁、铬、钴、钙
	轻微 / 可能：碘、氟、锌、镁

·第五章·

断奶，妈妈宝宝都不焦虑

哺乳这段时间虽然非常辛苦，但相信新妈妈也是幸福的。无论新妈妈是如释重负还是依恋不舍，宝宝终将要断奶。要选择合适的时机断奶，让宝宝渐渐地告别母乳。

关于断奶的 4 个误区

6 个月乳汁没有营养了吗

宝宝6个月前，完全依靠母乳喂养，不必添加任何辅助食品，包括水。6个月以后，宝宝开始添加辅食，宝宝成长所需养分，单纯依靠母乳提供已经不够，并不是母乳没营养了，而是宝宝需求量超出母乳所能提供的营养量，比如宝宝需要从食物中补充铁、锌以及 B 族维生素等营养物质。

给宝宝添加辅食后，母乳仍然能提供大量其他关键营养素，可以为宝宝提供大约 43% 的蛋白质、60% 的维生素 C、75% 的维生素 A、76% 的叶酸以及 94% 的维生素 B_{12} 等。

实际上，宝宝在最开始吃辅食时只能从食物中获得少量的热量和营养。在 9~12 个月时，宝宝每天至少摄入大约 500 毫升的乳汁，约占每天摄入热量的一半。18 个月时，宝宝可能每天摄入大约 200 毫升的乳汁，约占每天摄入热量的 29%。因此，即便是 6 个月后添加辅食之后，母乳对宝宝来说依然是十分重要的营养来源。

哺乳期来月经该断奶吗

产后月经恢复的时间因人而异，即使复潮后，也可能中间会停经 1~2 个月甚至更长时间。产后第一次来月经的时间，会依新妈妈是否哺喂母乳而有所分别。未哺乳的新妈妈，平均在产后的 6~10 周月经会来，并且排卵；哺喂母乳的妈妈可延长至 24~27 周或是更晚才来。产后第一次来月经的量及时间也会依个人体质而定。

月经复潮后，新妈妈体内激素变化，有些新妈妈会感觉乳房胀，也许会对心理产生影响，以致影响乳汁分泌。但这只是暂时性的，等到月经周期结束后，乳汁量还是会恢复如常的。产后月经对母乳的成分没有影响。在哺乳期间来月经是完全不需要停止哺乳的。

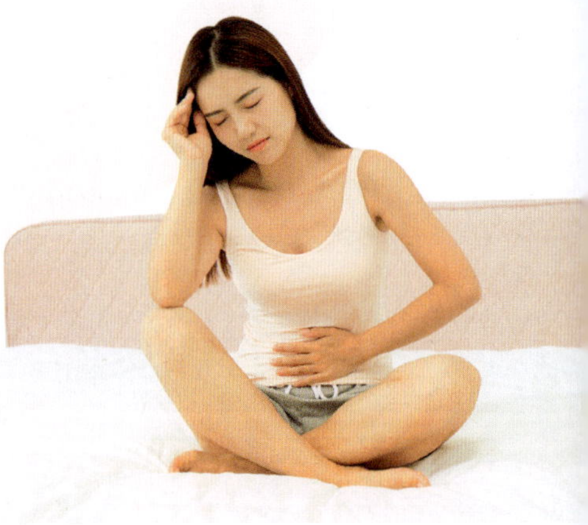

1岁是最佳断奶时间吗

母乳是宝宝最理想的食物，世界卫生组织建议纯母乳喂养至少至出生后6个月，且在适当添加辅食的同时可持续母乳喂养至2岁甚至以上。添加辅食是给宝宝添加所需的营养，慢慢让宝宝度过断奶的过程。如果过早让宝宝断奶，宝宝会烦躁不安，甚至会导致宝宝抵抗力下降、食欲减少。

婴儿的口欲期延续到2岁，在1岁前强制给宝宝断掉母乳，宝宝吸吮的需要会转移到吸奶嘴、手指、衣服角等心理慰藉上。

延长母乳喂养对宝宝的健康有重要意义。母乳中的活性细胞，包括帮助消化脂肪的酶、调节胃口的激素以及提高免疫系统发育的免疫分子等。

每位新妈妈都有不同的生活工作安排，什么时候断奶，主要在于新妈妈和宝宝之间的主观意愿，而不要被所谓的最佳时机给捆绑住。

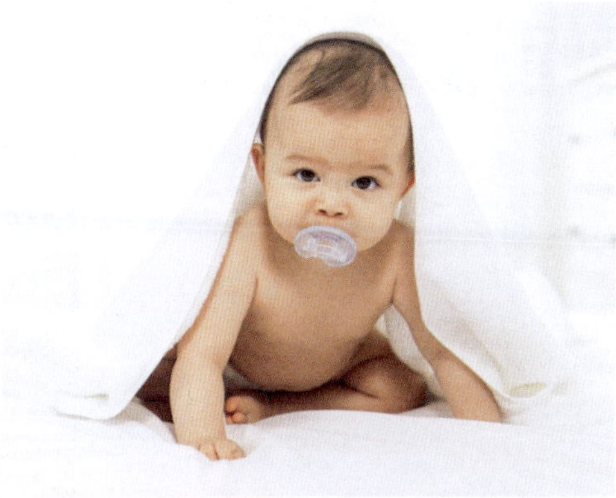

宝宝厌奶是时候断奶吗

厌奶不等于需要断奶。几个月大的宝宝突然不肯喝母乳，出现厌奶的情况其实是很常见的，但这并不等于就要给宝宝断奶。

宝宝厌奶的原因很多，比较常见的原因有：宝宝身体疼痛或不适，比如出牙、口腔感染、耳朵发炎都会使宝宝吸吮时不舒服，甚至有疼痛感；宝宝易分心，不好好吃奶；妈妈吃了重口味的食物，辛辣、刺激的味道会进入乳汁，乳汁味道改变了。

找到宝宝厌奶的原因，调整宝宝情绪，耐心哺喂宝宝，母乳喂养会越来越顺利。

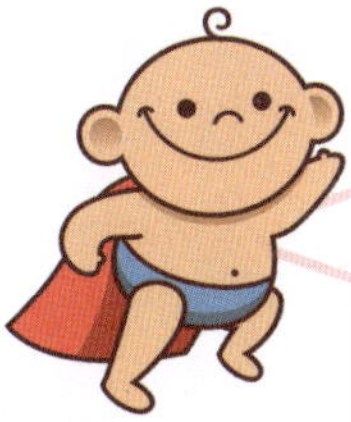

给新爸爸的话

如果新妈妈泌乳量足够，在宝宝1岁以内，尽量不要给宝宝加奶粉。在宝宝厌奶期间，一定要按时吸奶，这样既能防止乳房胀痛、堵塞，又能维持乳汁的分泌量。新爸爸也要鼓励新妈妈将母乳喂养坚持到底。

选择合适的断奶时机

断奶是宝宝从依赖到独立的心理过渡的过程，而不是为了断奶而断。这个过程应是渐进的，而不是突然性的，需要耐心。

最好的断奶方式是自然离乳

离乳是所有母乳喂养的妈妈都会共同经历的过程。离乳不是某一天停止给宝宝哺乳。而是从宝宝添加第一口辅食开始，他就已经在逐渐离开母乳了。断奶是在逐月增加辅食的基础上，从母乳喂养一点点过渡到完全用母乳以外的食物代替的温和、渐进的过程。自然离乳是一个理想状态，但不是唯一的正确方式。

宝宝添加辅食以后，新妈妈观察一下，他是否有离乳的表现：离开母亲也可以独立用餐；对于奶以外的食物的兴趣更大；有自己喜欢的事情，可以专注地玩上好一会儿；不愿意再使用乳头形状的安抚物；睡觉时也许仍然需要妈妈，但陪伴的方式变成除吃奶以外的其他互动方式。

1岁前的宝宝断奶，新妈妈可先减少白天喂奶的次数，逐渐到白天不再喂奶，再逐渐断掉夜奶。这样可以给宝宝慢慢适应的时间，妈妈也不受胀奶的痛苦。

1岁以后的宝宝断奶的反应可能会很强烈、很复杂，妈妈要明白，宝宝在没准备好的时候被迫断奶，肯定会有不愉快甚至抵触的情绪，他需要至少几周的时间来适应。

宝宝离乳迹象

如果发现宝宝出现以下迹象，就可以尝试断奶了。

- 在喂奶的时候，宝宝对母乳不再感兴趣。
- 宝宝吃奶的时间比以前缩短。
- 宝宝吃母乳时容易分心，会被其他食物吸引。
- 宝宝会“玩”乳房，含着乳房，但不进行吸吮。

夜奶难断怎么办

夜奶一向是让哺乳妈妈头疼的事情，要选择适合自己的方法，坚持到底。夜奶不一定全要断掉，可以逐渐地减少喂奶次数。如果新妈妈坚持 1~2 周仍无任何进展，可能是宝宝真的还没有准备好，那就再等等看。

适当缩短宝宝白天睡眠时间

宝宝白天睡眠时间缩短，晚上会睡得更踏实，这样也有利于养成宝宝规律性睡眠习惯。当宝宝一个睡眠周期过后，没有尿意或不感到饥饿，会自动进入下一个睡眠周期，有助于宝宝养成睡整觉的习惯。

避免宝宝奶睡

在哄睡过程中，宝宝年龄越小，奶睡的越多。这跟新妈妈的育儿观念有关，宝宝并不是每次睡觉的时候都需要吃奶的，而是新妈妈为了让他更快进入睡眠状态而采用的方式，久而久之就形成了宝宝睡觉必须要吃奶的习惯。

如果宝宝对母乳特别依赖，一定要有母乳才能够安静入睡，可以在断奶的时候，避免让宝宝和妈妈睡在一起。断奶，尤其是断夜奶，是比较慢的过程，不能太着急，但是一定要态度坚决，不能反复。

保证宝宝不会因饥饿而醒来

适当延迟夜间喂养的时间，最后一顿多吃一些，在睡前可以添加一些辅食，让宝宝饥饿的时间延后，保证宝宝不会在半夜因为饥饿而醒来。吃适量辅食以后，稍微玩一会儿，使食物消化再入睡。

如果宝宝在夜间醒来，不一定是因为饿，可能是因为习惯有妈妈的安抚。此时可以适当地拍拍宝宝的背，哄宝宝再次入睡。

逐渐减少奶量

新妈妈可以缩短喂奶的时长，配方奶可以逐渐减少奶量，直到最后不给奶，可以适当用安抚奶嘴哄宝宝入睡。

宝宝有时候哭了一会儿会觉得口渴，用喝温水的方式过渡也是一个不错的办法，喝点水既是安慰，也会让他舒服一些。

什么时候断奶最合适

世界卫生组织和联合国儿童基金会（UNICEF）建议母乳喂养可以持续到宝宝2岁。中国营养学会建议，6月龄内坚持纯母乳喂养，7~24月龄继续母乳喂养，并可持续到2岁或以上。

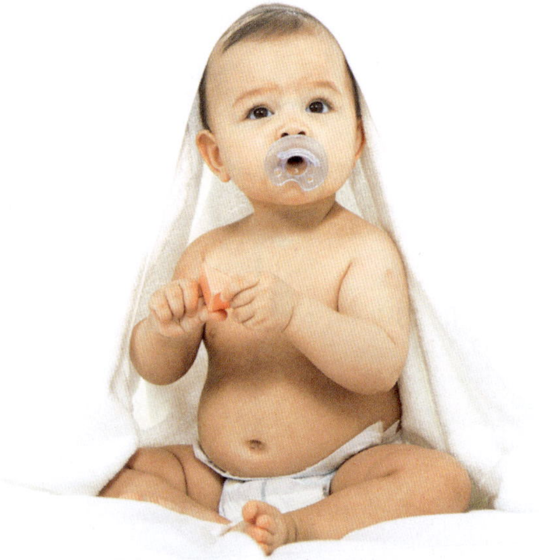

母乳喂养到宝宝2岁是有非常充分的科学依据的，母乳可以保护宝宝的免疫系统，促进宝宝大脑发育。

宝宝体内的抗体每3~6个月要经历一次衰亡，直到约24个月时，宝宝体内的免疫细胞才能够生产足够的抗体，来满足宝宝大部分的需求。在这期间，母乳能够为宝宝提供源源不断的新抗体，提高宝宝的免疫力。这也是母乳喂养期间的宝宝患病率较低的原因。

另一方面，人类大脑发育最快的阶段是胎儿期的最后3个月和产后最初3年。在宝宝3岁时，大脑重量已达到成年大脑的80%。母乳对宝宝的大脑来说，不仅仅提供适合的营养和热量，更重要的是促进和保护大脑发育，同时确保宝宝体重不会过快增长。

纯母乳喂养至少6个月

6个月之前的宝宝身体在快速发育，需要的营养非常多，但免疫力和消化功能发育不完善，母乳是为宝宝量身打造的，易于宝宝消化吸收，能最大程度地满足宝宝的这些需求。这个时候，宝宝唾液中的消化酶含量较少，牙齿也未萌出，无法进食食物。所以，6个月之前的宝宝吃纯母乳是最好的。

母乳喂养也是一个彼此给予的过程，妈妈为宝宝付出，宝宝也回报妈妈。母乳喂养对新妈妈也有诸多好处，比如促进子宫收缩，降低产后出血率；改善骨质疏松，降低患糖尿病风险；降低卵巢癌、乳腺癌发病率；有产后避孕、瘦身的作用等。

1 岁以内不要强制断奶

无论什么时候断奶，最好的方法还是温柔离乳。这样宝宝的情绪和身体反应就不会那么大。硬性给宝宝断奶，反而会造成宝宝一些不适症状。

宝宝爱吃母乳，一方面因为母乳香甜，另一方面是因为宝宝躺卧在妈妈怀里有舒适惬意的安全感，满足宝宝的情感体验。如果没有一个循序渐进的离乳过程，会使宝宝有强烈的分离焦虑感，表现为怕见生人、情绪低落、容易哭闹，甚至影响宝宝的性格。

由于宝宝在断奶后没有适应母乳以外的食物，强制断奶会降低宝宝对食物的兴趣，容易引起宝宝脾胃功能紊乱、食欲差，甚至抵抗力低下、养成挑食的习惯。

纯母乳喂养的宝宝，为适应奶瓶喂养需要更长时间的过渡，要提前一段时间让宝宝适应奶瓶。准备断奶之前，先从母乳瓶喂开始，每天增加瓶喂次数，逐渐减少亲喂。

坚持到 2 岁是最好的

有人认为，宝宝越大对母乳的依恋程度越深，越不容易断奶成功。有这种观念是错误的。如果采用母婴隔离的方式断奶，宝宝越大，反应越激烈。

其实大多数宝宝吃奶到 2 岁左右是很好断奶的。2 岁宝宝已经可以理解妈妈表达要断奶的意思，同时宝宝在生理和心理上都发育到了准备好断奶的程度，依恋需求得到了充分满足，自然就能坦然面对断奶。

宝宝自己决定去面对人生第一次与妈妈的分离，这对他来说也是一次重要的成长。

6 个断奶小妙招

随着宝宝辅食的增加，宝宝能吃的东西多了，食物对宝宝也更有吸引力。宝宝辅食吃得好，有助于自然而然地断奶，在这个过程中，妈妈也要有意地引导宝宝避免吃奶。

提前和宝宝进行交流

不要低估宝宝的理解力，当妈妈希望断奶的时候，可以把这一想法提前和宝宝沟通。可以跟宝宝说："我们已经是大宝宝了，不能再吃奶了哟，有很多好吃的米饭、面条、饺子等着我们吃呢。"总之要让宝宝知道妈妈的意图，让他明白，随着年龄的增长，断奶是必须的。

逐渐减少喝奶次数

断奶要减少给宝宝喂奶的频率，拉长喂奶的间隔时间。如果宝宝每天吃 5 次奶，准备断奶时，可以尝试改为 4 次，经过 1~2 周的适应，再减去 1 次。只是这种方式需要较长的时间，几周甚至几个月。

每天减少 1 次或者 2 次，逐渐停止喂奶，期间以其他辅食代替吃奶的喂养次数。这种断奶方式，一方面妈妈不会因胀奶而难受，另一方面宝宝也有个适应的过程。

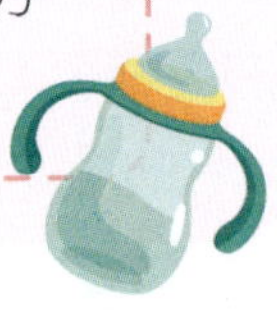

减少接触乳房的机会

当妈妈和宝宝在一起时，尽量避免让宝宝触碰乳房，也不要当着宝宝的面换衣服，以免引起他吃奶的欲望。

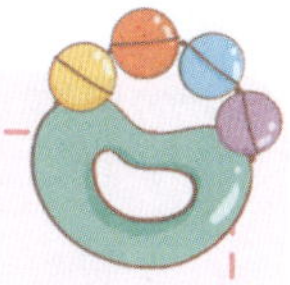

分散注意力

宝宝要吃奶的时间请家里其他成员帮忙照看，给宝宝适量辅食或者用做游戏、读绘本、去户外活动等方式分散其注意力。

如果宝宝很想吃母乳，不要立刻拒绝或躲起来不见宝宝，可以给他一个短时间的母乳哺喂，然后给予奶瓶或者杯子喝奶。断奶一定要慢慢来，按照宝宝的节奏，不能急于求成。

减少睡前母乳

有些宝宝要吃奶才能睡觉，这样不利于断奶。帮助宝宝把两件事情分开，重新养成睡眠习惯，可以通过唱歌、讲故事的方法帮助他入睡，逐渐让他停止用乳房作为安慰。当夜间醒来的时候，也尽量避免采用母乳喂养，可以通过拥抱、轻拍等方式，帮助其再次入睡。这个过程辛苦而艰难，需要新妈妈多一点耐心。

给予更多的关注

断奶可能让宝宝感觉失落，这时候不要强行母婴分离，而是应该给他更多的关注。如果新妈妈以前用喂奶的方法来安抚宝宝，现在可以换一种方式，比如给宝宝唱歌，带宝宝做游戏等，不要让宝宝感觉到和妈妈分离。应让他知道，即便不进行母乳喂养，妈妈依然爱他。

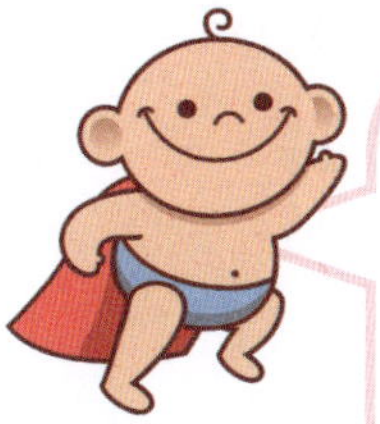

给新爸爸的话

宝宝吃母乳，不是只为了进食，而是想在吃母乳的时候获得安全感和亲切感。在断奶阶段，应该增加宝宝和爸爸之间的亲子互动，让宝宝对爸爸也产生相同的亲切感，转移宝宝的依赖对象，这样有利于断奶。

不同年龄段断奶建议

宝宝能够自然离乳是非常好的选择，但并不是唯一的选择，新妈妈引导宝宝断奶也是不错的方式。宝宝断奶具体时间的长短则取决于宝宝的年龄以及他的适应程度，而这个适应过程又与家人和家庭氛围密不可分。

0~6 个月宝宝断奶

选择在这个时间断奶的哺乳妈妈多是出于不得已的原因，比如生病。虽然对这个月龄的宝宝来说，母乳是最好的并且最适合他的食物，但如果考虑现实原因必须断奶时，首先要帮宝宝选择一款合适的配方奶，以便及时保障宝宝的营养需求，此外还应让宝宝接受使用奶瓶。

6 个月以内的宝宝逐渐减少母乳喂养的量，用奶瓶喂养来代替。如果宝宝拒绝使用奶瓶，妈妈要有耐心，不断尝试，这也是此时断奶成功的关键。也可以让家人用奶瓶喂宝宝吃奶。

对宝宝来说，此时断奶最大的考虑是营养。最开始断奶时，每隔 2~3 天用配方奶替代一次母乳。2 周后，宝宝就逐渐过渡到每天只吃 1~2 次母乳，其他时间用配方奶或辅食代替。如果不着急完全断奶，可以继续这样哺喂 2 周。

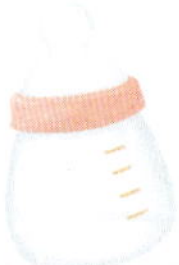

在最开始断奶的几个月，妈妈可能面对胀奶的问题。如果不细心护理，可能会出现乳房又硬又沉、发热现象，甚至引发乳腺炎。出现这种情况应立即找通乳师通乳，或去医院就诊。所以妈妈要放慢断奶速度，避免乳汁淤积。可以适当食用回乳的食物，减少催乳素的分泌，如炒麦芽茶。如果胀奶时感到不舒服，可以用冰袋冷敷 5 分钟，或者使用吸奶器将奶吸出来以缓解胀奶，但吸奶的时间要控制在 3 分钟以内，乳房感到舒服即可，不然会促进乳汁分泌。

7~12 个月宝宝断奶

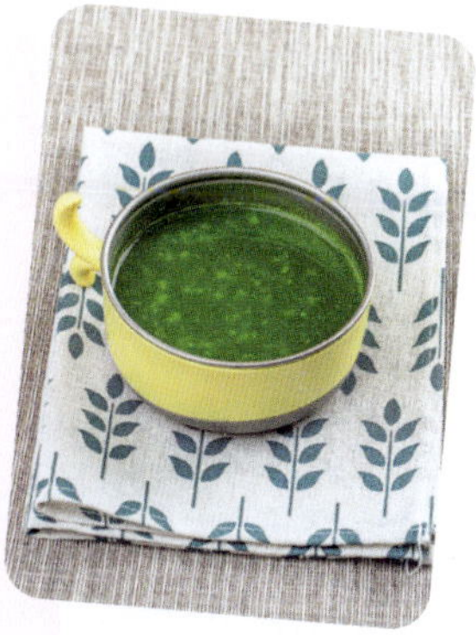

宝宝 7 个月已经开始尝试辅食，由泥状的食物逐渐过渡到固体食物，各种各样的食物慢慢成为宝宝营养吸收的重点。这时，添加辅食与断奶有序进行，以配方奶代替母乳，满足宝宝营养需求。

宝宝这个时间段断奶不仅要考虑对配方奶的接受程度，也要考虑宝宝对辅食的需求。尽量将这两种过渡错开一段时间，让宝宝逐渐适应。

宝宝 9 个月以后，身体活动能力增强，消耗的热量更多，也更容易饥饿。当宝宝饥饿时，为他提供配方奶或辅食来代替母乳，宝宝会更容易接受。

另外，在辅食添加方面，品种和花色多一些，搭配时注意营养均衡，让宝宝对这些食物有一定的新奇感，而且吃得营养。在做辅食时可以适当用配方奶作配料，帮助宝宝熟悉配方奶的味道。

让宝宝接触不同口感和质地的食物，有助于形成宝宝日后不挑食的好习惯。

正确断奶的做法

♡ **切忌反反复复**：宝宝哭泣，是想让妈妈更注意他，如果宝宝在断奶的时候哭闹，妈妈通过哺乳满足了他的需求，宝宝会认为这是一种很有效的办法，因此当妈妈不能满足他的时候，宝宝就会哭闹得更厉害。

♡ **先断白天，再断晚上**：刚断奶的时候，宝宝对母乳会非常依恋，因此，断奶最好从白天开始。白天有很多吸引宝宝的事情，容易分散宝宝的注意力，使他不会特别注意妈妈，但早晨和晚上宝宝会特别依恋妈妈。

♡ **饮食过渡很重要**：在断奶期间，一定要给宝宝搭配好膳食营养以及过渡的适龄奶粉。

1岁以后宝宝断奶

1岁的宝宝饮食结构发生了很大变化，逐渐在过渡到像大人一样的一日三餐模式，对母乳的需求量会逐渐减少。这个时候断奶，更多的是关注宝宝心理上对母乳的依赖。

宝宝1岁以后断奶要注意给宝宝补充牛奶或配方奶，这时候，宝宝每天仍然需要至少500毫升的乳制品。

心理引导很重要，1岁的宝宝能明白很多事情，可以有效跟妈妈沟通。妈妈准备给宝宝断奶时，可每天给宝宝讲小故事，以小故事的形式讲述小动物长大的经历，来类比宝宝，让宝宝觉得自己长大了，可以不用吃奶。这种心理过渡，可以很好地让宝宝断奶，且对宝宝的成长有很大的帮助。

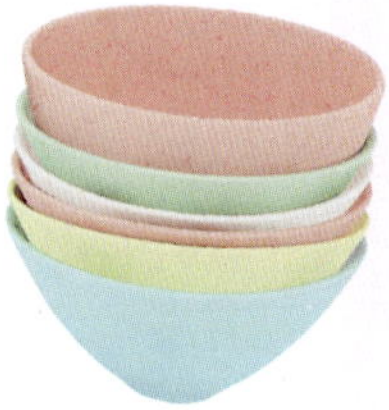

在饮食上，给宝宝更多的主导权，激发宝宝对食物的兴趣，比如让宝宝自己决定使用哪个辅食碗、哪个颜色的勺子，让宝宝自己主动进食。

同时，多鼓励和表扬宝宝。

断奶切忌这样做

妈妈不要为了突然断奶，和宝宝分离。迅速断奶很容易造成宝宝的分离焦虑，潜在地使宝宝变得易怒、习惯性发脾气、对照料人过度依赖、无法建立更亲密的关系等。

不要往乳房上面涂抹有刺激性气味的东西，如辣椒、生姜、苦瓜汁等，等宝宝吃奶的时候，会被这些味道吓退再也不敢尝试，从心理学角度来说，这种办法虽然会快速让宝宝断奶，但也会让宝宝对妈妈产生怀疑，也因此在成长的路上造成一定的多疑性格。

断奶期间新爸爸要做什么

宝宝断奶期间，新爸爸也要参与其中，分散宝宝的注意力使他更快地适应断奶生活。

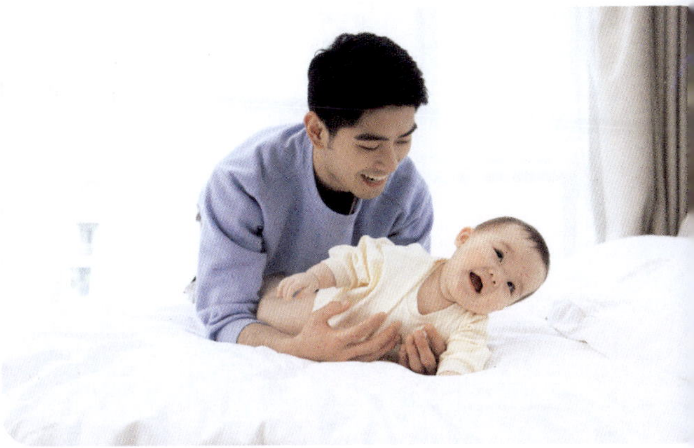

夜间哄宝宝入睡

夜间宝宝情感比较脆弱，非常需要母乳和妈妈的安慰，因此夜奶对很多宝宝来说非常难戒。如果宝宝夜间醒来次数较多，在确保宝宝不是饥饿的情况下，安抚宝宝的重任可以交给爸爸。

爸爸主动起床哄宝宝睡觉，宝宝对于爸爸的安抚可能开始并不能适应，但爸爸要让宝宝知道，爸爸也能很好地陪伴他，增强宝宝的安全感和信任感。爸爸和宝宝在一起时间长了之后，宝宝就会慢慢习惯，顺利度过断奶期。

多与宝宝互动

断奶前，要有意识地减少妈妈与宝宝相处的时间，增加爸爸照料宝宝的时间，给宝宝一个心理上的适应过程。当宝宝不能再吃奶的时候，内心更加需要关心和安慰。这个时候，爸爸最好增加陪宝宝玩耍的时间，可以分散其注意力，让宝宝更快地适应断奶生活。

在爸爸安抚宝宝时，妈妈可以在适当的时候出现，让宝宝渐渐明白，妈妈并不是不要宝宝了，妈妈会回来，而爸爸一样可以照顾他，跟爸爸在一起也很快乐。让宝宝对爸爸产生信任感，可以有效减少宝宝对妈妈的依赖。

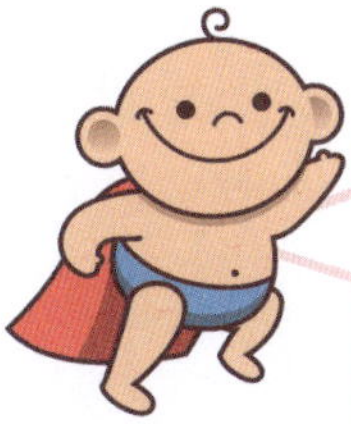

给新爸爸的话

断奶的过程不仅宝宝会烦躁、哭闹，其实妈妈的内心也充满着紧张、焦虑的情绪，尤其是当妈妈听到宝宝哭声的时候，会因为和宝宝失去那种亲密的连接感而失落。此时，爸爸应加倍关心妈妈，疏解其内疚的心理，同时也避免其因为内疚而纵容宝宝。

断奶要选对季节

断奶比较适合的季节是春季或者秋季，这个时候天气凉爽，宝宝容易接受辅食喂养。但不是所有的宝宝都适合这两个季节，要根据宝宝的具体情况而定。

春秋季节适合断奶

宝宝断奶后，没有母乳提供的抗体，身体抵抗力难免降低，再加上宝宝情绪低落，断奶后易生病，如出现着凉感冒或者腹泻、咳嗽等症状。

春秋两季，气温适宜，天气较为凉爽，即便宝宝因为断奶而生病，相对容易护理。春秋两季是水果和蔬菜相对丰富的季节，新鲜的瓜果蔬菜选择多。

夏季天气比较热，易上火，宝宝食欲减弱。这个时候断奶，如果宝宝又不吃配方奶或辅食，容易影响其正常生长发育。另外，对于妈妈来说，回奶可能需要一个过程，夏季气温高，容易引发乳腺炎。

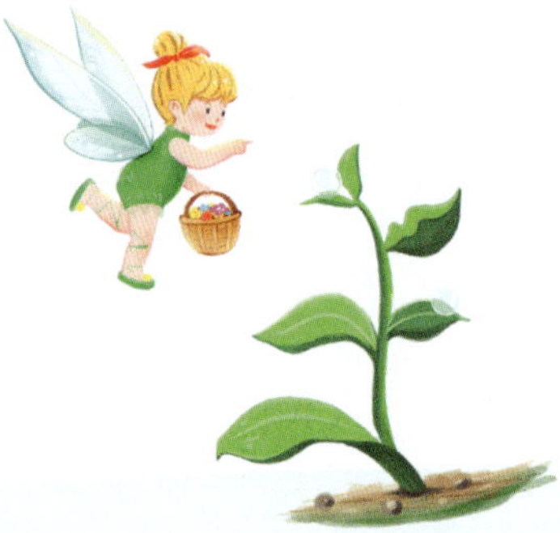

冬季同样不适合断奶，因为冬季是呼吸道传染病高发季节，断奶方法不当，容易导致宝宝患病。

断奶依宝宝情况进行

无论断奶的季节是否合适，前提都要以宝宝自身的情况来确定是否为断奶的最佳时机，如月龄、身体状况。良好的心理状态和愉快的心情对宝宝和妈妈来说是非常重要的。断奶前做好充分准备，需要给宝宝逐渐添加辅食，有个过渡期，让宝宝逐渐适应断奶。

便于宝宝户外活动

春秋两季温度适宜，适合户外活动，放松心情，呼吸新鲜空气。春天万物苏复，温度一天天回升，可以带宝宝到公园玩耍。秋天秋高气爽，也适合带宝宝外出郊游。户外的风景比较吸引宝宝的注意力，缓解宝宝断奶时的心理不适。

什么情况不宜断奶

断奶要循序渐进，不要硬性给宝宝断奶，尤其是在一些情况下，不适合给宝宝断奶。

1. 如果宝宝从未添加过辅食，消化道对断奶后的食物没有适应能力，如果突然断奶，不利于宝宝健康，容易引起消化功能紊乱、营养不良，影响宝宝的生长发育。

2. 宝宝患病或出牙期间也不应该断奶，这个时候宝宝情绪比较烦躁，食欲较差，需要哺乳来获得安全感。宝宝在患病时会更想吃奶，而且母乳喂养对生病的宝宝恢复健康十分有利，此时可以延后断奶。如果妈妈的身体出现了不适，最好也推迟断奶时间。断奶，最好在妈妈和宝宝身体和情绪都较好的时候开始。

3. 如果新手爸爸有食物过敏的历史，或宝宝本身就有食物过敏的情况，最好把断奶时间推迟到宝宝 1 岁以后。因为断奶后，宝宝需要摄入其他食物以替代母乳，这样就增加了宝宝接触过敏食物的风险。

4. 如果家庭最近发生了一些重大变故，比如搬家、妈妈重新回到职场、重新换保姆等任何会给哺乳妈妈和宝宝带来压力的情况，那么这些时候都不是断奶的最佳时间。

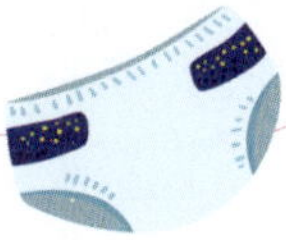

宝宝断奶后出现便秘

宝宝断奶后出现便秘，表现为大便量少、干燥、难以排出，大多是由宝宝肠道不适应和消化系统发育不完善引起的，加上配方奶和辅食没有母乳好消化，导致大便干结，出现便秘。

寻找便秘的原因

不同宝宝情况不同，要找出原因，改善宝宝便秘情况。

添加辅食的宝宝

1. 宝宝饮食不合理，如淀粉类、肉类吃多了，水果、蔬菜摄入少。此外，对食物过敏也会引起便秘，宝宝会因为对牛奶、鸡蛋、鱼虾、芒果等食物不耐受出现便秘。

2. 肠道菌群失衡。

3. 宝宝憋便，粪便在结肠内留存，水分被结肠吸收，变干的粪便会让宝宝排便时产生疼痛感，宝宝更不愿排便，形成憋便行为。

4. 给宝宝过度补钙也会引起便秘。很多妈妈担心宝宝缺钙，会给宝宝额外补钙，但是过多的钙不仅增加身体负担，还会与肠道内脂肪结合，引起便秘。

5. 宝宝运动量小，导致肠道蠕动力下降，造成便秘。

未添加辅食的宝宝

配方奶喂养的宝宝出现便秘要考虑以下因素。

1. 奶粉冲调比例是否合理，如果突然增加奶量，或是奶粉过浓，就会引起宝宝便秘。

2. 奶粉不合适，不同品牌的奶粉营养素的比例不同，宝宝可能不适合当下喝的这款奶粉，比如矿物质强化过量，在肠道内容易和脂肪酸结合形成钙皂，使宝宝便秘。

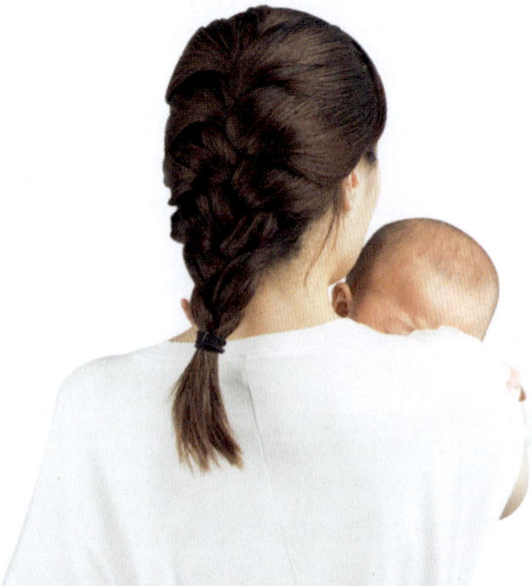

缓解便秘的方法

调整宝宝的饮食结构

喝配方奶的宝宝一定要严格按照说明冲调奶粉。

添加辅食时增加膳食纤维的含量，比如南瓜、竹笋、空心菜、木耳、海带等。给予宝宝蔬菜汁、水果汁，富含维生素的食物会促进宝宝排便。适量补充维生素 D。

添加辅食后，给宝宝补充足够的水，每天适当喂水约 100 毫升。

宝宝辅食中适当添加植物油，如亚麻籽油、核桃油、橄榄油等，可以起到通便的作用。

给宝宝补充益生菌

如含益生菌的食物和益生菌制剂含有大量活性细菌，具有帮助消化、促进肠胃蠕动的作用。有的奶粉含有益生菌，注意冲调时水温不要过高，40℃左右即可。

肛门抹香油

可以在宝宝肛门周围滴几滴香油，然后适当地按摩肛门口，这样能使宝宝的肛门括约肌松弛，引起生理反射，促进排便，同时还可避免肛裂出血。

如果宝宝便秘严重，大便干结，没有食欲，可在医生的指导下给宝宝使用开塞露。

轻揉宝宝肚子

每天睡觉前，用手掌在宝宝脐周顺时针方向按摩，每次 10~15 分钟，每天 1~2 次，加强肠道蠕动，促进排便，这样宝宝起床之后便意比较明显。注意揉肚子时不要上下左右随意揉，因为大肠始于右下腹，终于左下腹，应该顺时针按揉，利于把大便往外推。

也可以让宝宝在热水盆里盆浴，使宝宝放松直肠肌，让排便过程更容易。

断奶宝宝饮食指导

当宝宝断奶后，如果喂养不当，很容易出现营养不良或者免疫力下降。所以，断奶后的科学喂养对宝宝的成长很重要。

断乳不断“奶”

1岁内的宝宝断母乳后，饮食也要以奶制品为主，5岁之前宝宝都可以喝配方奶。配方奶中包含的乳铁蛋白、DHA等重要营养素对宝宝的成长发育有重要作用。配方奶可以在母乳和正常饮食之间起到缓冲作用，而且配方奶相较于普通饮食更利于宝宝的消化吸收，可以保证日常生活及生长发育的营养需要。

饮食清淡

宝宝添加辅食一定要遵从清淡原则，宝宝一旦适应了重口味、刺激性的食物，就很难再接受清淡饮食了。宝宝1岁以内不能添加盐和糖，烹调时其他调料也不宜多。

循序渐进添加辅食

宝宝的消化系统和免疫系统在2岁以前都处于逐步完善的过程中，任何食物都可能造成消化不良和过敏。因此，1岁以前的宝宝断奶后，辅食添加要循序渐进，最好每次只给宝宝喂食一种新食物，而且新食物的量不要太多，观察宝宝吃后的反应；在食物质地上逐渐由流质、半流质饮食改为固体食物，首选质地软、易消化的食物。烹调时应将食物切碎、烧烂，可用煮、炖、烧、蒸等方法，不宜油炸。

不要逼迫进食

宝宝刚刚断奶，可能会出现食欲下降的现象，这时不要强迫宝宝吃东西，尤其是他不喜欢吃的食物，以免宝宝产生逆反心理，拒绝进食，影响辅食添加。

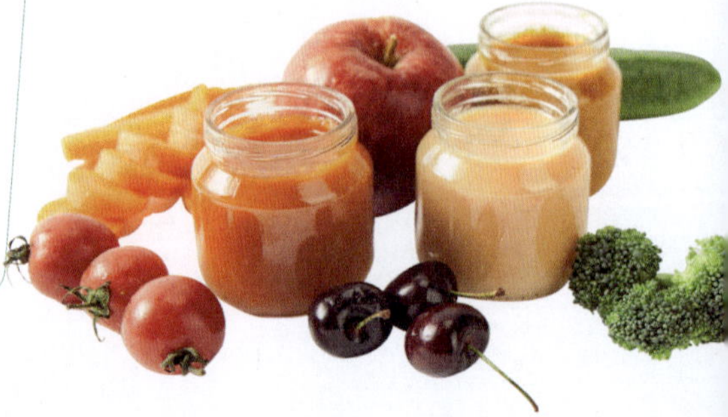

不同阶段断奶后膳食安排

6~9 月龄宝宝膳食安排

每天喝配方奶在 600 毫升以上，分 4~6 次喂食。6~9 月龄，开始添加辅食，主要是让宝宝适应新的食物。大量的辅食添加过程从 7 月龄开始，辅食喂养每天 2~3 次。

早上 7 点： 配方奶

早上 10 点： 配方奶

中午 12 点： 泥糊状辅食，如婴儿米粉、黏稠的肉末粥、菜泥、果泥等

下午 3 点： 配方奶

下午 6 点： 各种泥糊状辅食

晚上 9 点： 配方奶

夜奶： 配方奶（可选择）

10~12 月龄宝宝膳食安排

10~12 月龄的宝宝每天需要配方奶不少于 600 毫升，添加辅食 2~3 次。宝宝经过一段时间的辅食尝试，已经适应了多种食物，这个时候需要增加宝宝进食的种类，同时还要逐步提升食物的颗粒感和稠厚度，并注意培养宝宝良好的进餐习惯。

早上 7 点： 配方奶，加婴儿米粉或其他辅食，以喂奶为主

早上 10 点： 配方奶

中午 12 点： 各种厚糊状或小颗粒状辅食，如婴软饭、肉末、碎菜等

下午 3 点： 配方奶，加水果泥或蔬菜泥或其他辅食，以喂奶为主

下午 6 点： 各种厚糊状或小颗粒状辅食

晚上 9 点： 配方奶

13~24 月龄宝宝膳食安排

13~24 月龄的宝宝一日三餐的时间应该和家人同步了，每天的奶量还应维持在 500 毫升。宝宝已经尝试了各种食物，这一阶段主要是培养宝宝自主进食，并逐渐适应家庭日常饮食。

早上 7 点： 配方奶，加其他辅食，或以家庭早餐为主

早上 10 点： 配方奶，加水果或其他辅食

中午 12 点： 各种辅食，鼓励宝宝尝试成人饭菜，并且自主进食

下午 3 点： 配方奶，加水果或其他辅食

下午 6 点： 各种辅食，鼓励宝宝尝试成人饭菜，并且自主进食

晚上 9 点： 配方奶

回乳妈妈饮食指导

决定断奶的妈妈要注意对自己乳房的护理，逐渐减少乳汁的分泌。一般情况下，新妈妈回乳需要数天到1周才能将奶完全退尽。在这期间，新妈妈可以用炒麦芽煎水服用，或搭配其他抑制乳汁分泌的食物。

回乳期注意事项

♡ 如果乳房胀得难受，可以挤出部分乳汁，但是不要完全挤出，否则会促进乳汁分泌。

♡ 回乳期间，要注意减少对乳房、乳头的刺激，使乳汁的分泌逐渐减少。不要让宝宝再吸吮乳汁，淋浴时也要避免用热水冲洗乳房。

♡ 可用冰袋冷敷乳房，减轻胀奶的感觉。

♡ 如果发现乳房有硬块，要及时用手揉开，防止乳腺炎。也可请通乳师进行专业的通乳、回乳护理。

♡ 回乳时应忌食促进乳汁分泌的食物，如花生、鲫鱼、猪蹄等，少吃蛋白质含量丰富的食物，可以减少乳汁的分泌。茶具有收敛的作用，喝浓茶能减少泌乳量，但是睡眠质量差和贫血的新妈妈要慎重食用。

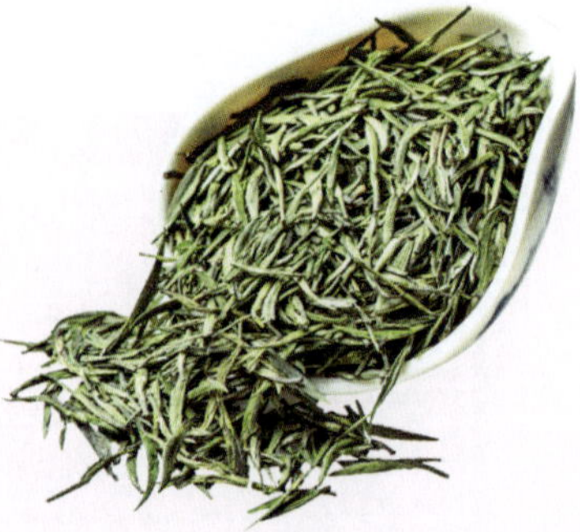

科学减少泌乳量

1. 减少手动吸奶的时间，比如之前是 2 个小时吸一次，现在变为 2 小时 10 分钟，2 小时 20 分钟，逐渐将时间后推，这个时间根据个人情况调整，不要过于胀奶，容易得乳腺炎。减少挤奶的次数，这与减少让宝宝吸吮的道理相同，都是降低对乳房的刺激程度，减少刺激的次数，这就能够使乳汁的分泌减少。要是经常挤奶的话，就会让乳汁分泌地更多。

2. 减少喝水量，因为乳汁的来源大部分是我们体内的水分，切断水分供应，这样可以让身体少量泌乳。

3. 半夜 12 点到 6 点是泌乳的高峰期，亲喂宝宝，不要频繁吸奶，这个时段越吸越多。选择合适的时机给宝宝断掉夜奶。夜间是泌乳高峰阶段，大多数妈妈都会明显感觉到断了夜奶母乳就少了。不过每个宝宝能够断夜奶的时间不同，要根据自己的情况来进行。

4. 如果使用吸奶器，要注意不能将乳房排空，可以留有一部分残奶，这样奶水就不会很快分泌。

5. 调整饮食，少喝汤和下奶的食物，比如鲫鱼汤、丝瓜汤、花生、猪蹄等。

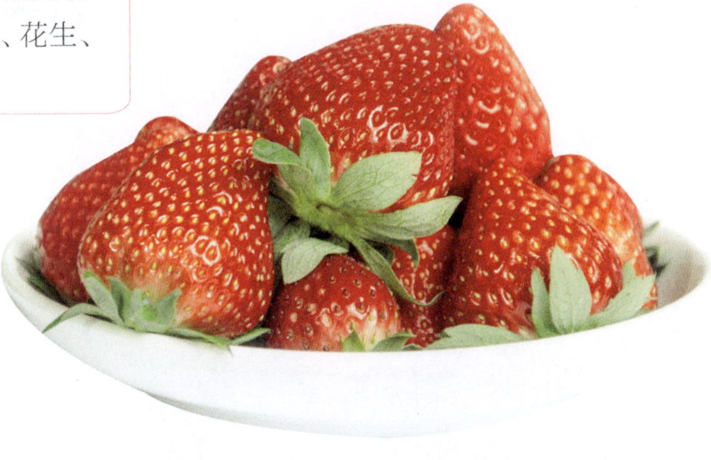

回乳食谱推荐

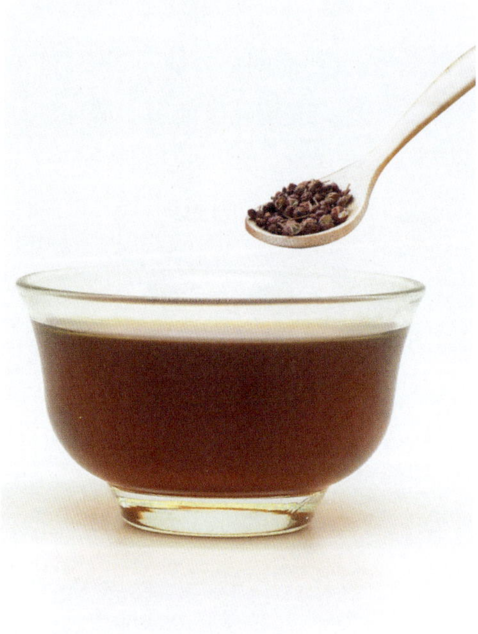

大麦茶

原料：大麦茶适量。

做法：

1. 将大麦茶放入锅中，加适量水煎煮。
2. 煮 10 分钟后，倒入杯中即可。

对母乳妈妈的好处

大麦味甘、性平，有消胀、止渴、益气的效果。同时，大麦芽可回乳，减少乳汁分泌，适合需要停乳的妈妈饮用。

花椒红糖饮

原料：花椒 6 克，红糖适量。

做法：

1. 花椒放在清水中浸泡 1 小时。
2. 将花椒和浸泡的水小火煎煮，喝之前加入红糖即可。

对母乳妈妈的好处

花椒红糖饮能够帮助妈妈回乳，减轻乳房胀痛。

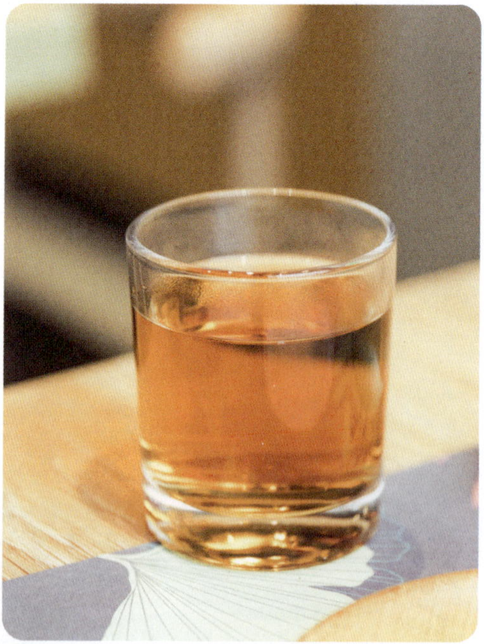

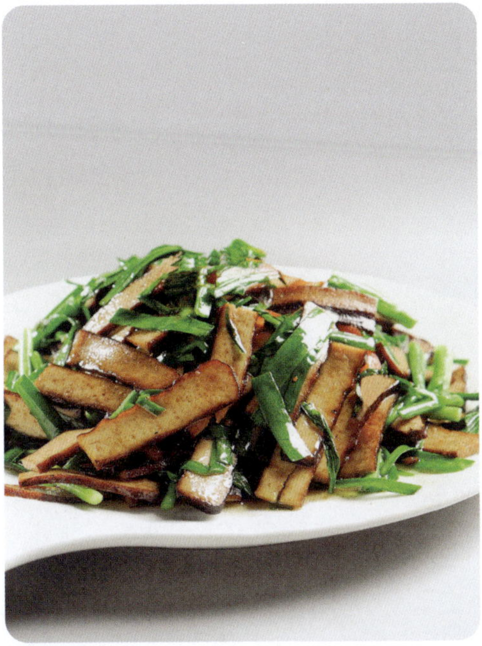

韭菜炒香干

原料：韭菜 100 克，香干 2 块，酱油、盐各适量。

做法：

1. 韭菜洗净，切段；香干切条。

2. 油锅烧热，下入香干条煸炒，放酱油，倒入少许水，炒至香干松软，放入韭菜段翻炒至断生，出锅前加适量盐调味即可。

对母乳妈妈的好处

韭菜有一定抑制乳汁分泌的作用。香干含钙量高，新妈妈可以适量多吃。

山楂麦芽汤

原料：山楂干、炒麦芽、薏米、芡实各 9 克，红糖适量。

做法：

1. 将山楂干、芡实、炒麦芽、薏米一同装入纱布袋内，扎紧。

2. 锅里倒入适量清水，放入纱布袋，大火烧开后，转小火煮 30 分钟，取出纱布袋，加入红糖调味即可。

对母乳妈妈的好处

炒麦芽有抑制乳汁分泌的作用，注意，一定要购买炒麦芽，因为生麦芽的功能主要是消食健胃。

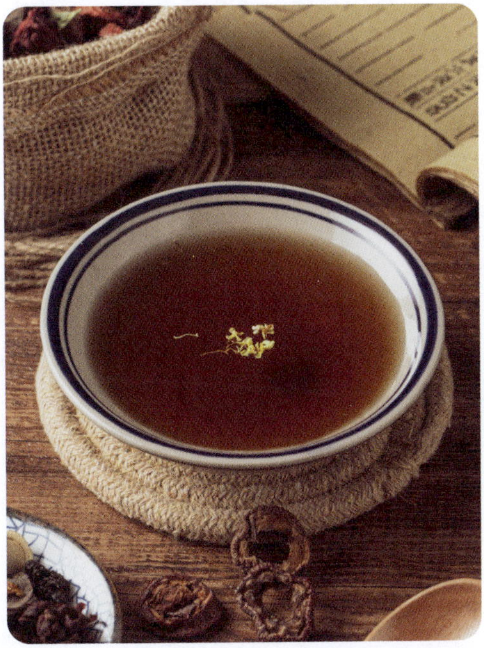

母乳喂养的真相

人体缺少水分时，血容量会减少，渗透压增加，刺激中枢神经系统，使人产生口渴想喝水的指令。那么宝宝需要喝水吗？喝水量是多少呢？

吃母乳的宝宝不需要喝水

纯母乳喂养的宝宝在6个月内是不需要喂水的，母乳中90%的成分是水。母乳中的水分可以随着宝宝的需要增减，母乳喂养的宝宝只要按需喂养即可。

宝宝会根据自己的食量调整进食量，当宝宝吃饱后也就摄入了足够的水。配方奶喂养的宝宝只要按照说明冲调奶粉，同时应额外补充适量水分。可以在每两次喂奶之间喝十几毫升水。

需要喂水的特殊情况

- 宝宝感冒、发热的时候会流很多汗，有时候还会出现腹泻，这个时候宝宝缺失的水分较多，甚至出现脱水的情况，需要及时补充足够的水分，避免造成身体功能紊乱。

- 夏天天气比较干燥炎热，宝宝出汗较多，所以无论是配方奶喂养还是母乳喂养的宝宝都可以补充水分，可以在两顿奶之间给宝宝喂水，水量要根据宝宝的实际情况而定。

- 母乳喂养或者人工喂养的宝宝出现尿少、尿液颜色深时，应注意是否奶量摄入不足，或者配方奶浓度过高，应按照配方奶外包装上的说明冲调。可以给宝宝在两顿奶的间歇期喝适量水。注意不要给6个月内的宝宝喂果汁，果汁太甜，宝宝喝了甜的果汁以后往往不再爱喝白开水。经常喝甜饮料不仅难以使宝宝养成健康的饮食习惯，而且对宝宝牙齿的健康也不利，还会导致发胖。

- 宝宝吃辅食后要补充适量水分。1岁以内的宝宝每天需水量为每千克体重150毫升。宝宝辅食中的汤羹、果汁可以补充一部分水分，此外还需饮水250~500毫升。

不同月龄宝宝的饮水装备

6

6 个月：宝宝添加辅食后，妈妈要为宝宝挑选合适的水杯，而不是用奶瓶喂水。宝宝 6 个月后双手有了基本的把握能力，可以在妈妈的帮助下，学会端着杯子往嘴里送。

6~9

6~9 个月：随着宝宝长大，杯子应从鸭嘴式过渡到吸管式。

9~12

9~12 个月：这个年龄段的宝宝抓握能力和吸吮能力都有所提高，所以需要选择宽口式训练杯。

宝宝不爱喝水怎么办

要养成宝宝主动喝水的习惯，首先要给宝宝准备一个漂亮的卡通杯。宝宝充满好奇心，漂亮的杯子能增加宝宝对喝水的兴趣。宝宝喜欢自己做事情，要鼓励宝宝自己喝水。

添加辅食后，可以开始在两次喂奶之间喂一些水，让宝宝习惯水的味道。

如果宝宝总拿舌头把奶瓶和勺子顶出来，妈妈要适当增加对口腔触觉刺激。比如让宝宝吃一些手指食物，大量的口腔运动有利于抑制原始反射，更能增加宝宝的口腔触觉体验，降低挑食的概率。

宝宝洗澡之后、起床之后、玩耍之后等都要喂点水。另外，跟宝宝约定一个水位，这样会更好地培养宝宝的喝水习惯。

如果宝宝喜欢喝甜味的水，妈妈可以尝试在白开水里放上一片水果片，比如苹果片或梨片，让白开水里有着自然的甜味。

在游戏中让宝宝爱上喝水。妈妈可以找来 2 只小杯子，1 只杯子给宝宝，1 只杯子给自己。和宝宝玩“干杯”的游戏，每次干杯都要把杯子里的水喝完。

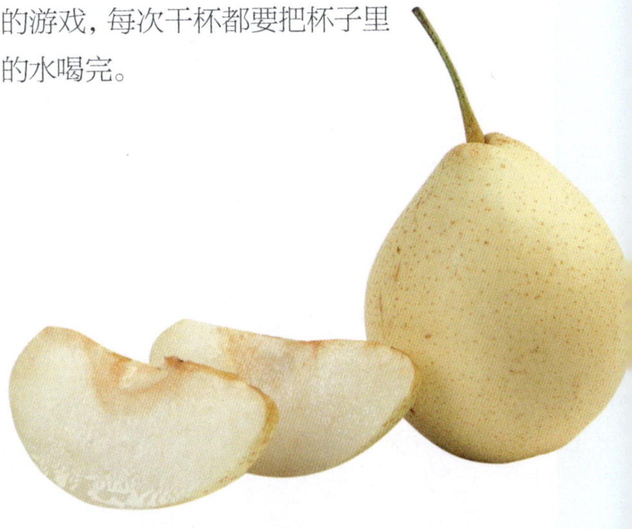

·第六章·

母乳喂养问题一箩筐，专家来解答

对于新妈妈来说，母乳喂养是一个全新的挑战，每天都可能面临着各种难题，诸如宝宝不吃奶了、宝宝腹泻，自己的乳头皲裂、胀奶等。宝宝每一个异常反应、自己身体的每一种不适，都会让哺乳妈妈备受煎熬。本章把一些常见的问题罗列出来，帮助哺乳妈妈从容面对遇到的难题。

哺乳妈妈的各种问题

乳腺炎

当新妈妈给宝宝喂奶时，乳腺泡会利用血液中的养分制造乳汁，同时乳腺泡周围的平滑肌收缩，把乳汁挤进输乳管，再经由输乳管和输乳管窦输送到乳头上的出口——输乳孔，最终被宝宝吸进嘴里。如果乳汁没有及时排空，淤积在输乳管中任何一段，都有可能滋生细菌，进而感染乳房组织，引起高热。

哺乳期乳腺炎症状

哺乳期的乳腺炎多为急性乳腺炎，表现为乳头皲裂、疼痛，哺乳时疼痛加剧，乳汁淤滞，乳房胀痛，伴有38℃左右的低热，局部可能会出现红肿、疼痛或痛性肿块，还可能出现怕冷、寒颤、体温突然升高等情况。

引起乳腺炎的原因

乳头破裂。妈妈乳头皮肤薄，加上哺乳方式不当，导致乳头破损。

乳腺管堵塞，乳汁淤积，没有及时排空乳汁。

细菌入侵。宝宝体内的病原菌（如口腔、鼻咽部感染）在哺乳时直接沿乳腺管侵入乳腺小叶，在淤积的乳汁中繁殖引起乳腺感染。

宝宝吸吮次数不够或突然断奶，使妈妈胀奶严重，诱发乳腺炎。

乳腺炎的预防

♡ 哺乳妈妈要注意多休息，健康饮食，越劳累越容易生病。

♡ 保持乳头清洁。用温水清洗乳房，如有乳头内陷问题更应注意清洁。穿宽松的内衣和衣服。如果晚上脱去内衣后，发现皮肤上有红色的印痕，说明内衣太紧了。不要穿有钢圈或者无肩带的内衣，避免压迫乳房。

♡ 注意宝宝吃奶量的变化。有的时候宝宝因出牙、生病或者睡眠时间长而吃奶减少，要及时用吸奶器吸出乳汁，避免乳房肿胀堵奶。

♡ 乳头出现破损时可停止亲喂，用吸奶器将乳汁吸出，用奶瓶喂宝宝，等伤口愈合后再行哺乳。

♡ 给宝宝断奶要循序渐进。不要突然给宝宝断奶，逐渐减少宝宝吃母乳的次数。

哺乳妈妈患了乳腺炎，可以继续母乳喂养

妈妈如果患了乳腺炎，是可以哺乳的，在患病早期病情不严重的情况下患侧乳房也可以哺乳。虽然在患乳腺炎的情况下妈妈会非常疼，但仍需要尽可能多喂宝宝，保持乳汁顺畅排出。

可先用健康一侧乳房喂宝宝，同时打开患病那侧的胸罩，让乳汁流出一部分以缓解压力，然后再用患侧乳房喂宝宝。

其实，宝宝的吸吮对于乳腺炎的治疗有很大的帮助，因为哺乳期乳腺炎大多数是由乳房受压、乳汁淤积导致的。坚持哺乳可以使淤积的乳汁尽快排出，缓解症状，使疾病得到控制。

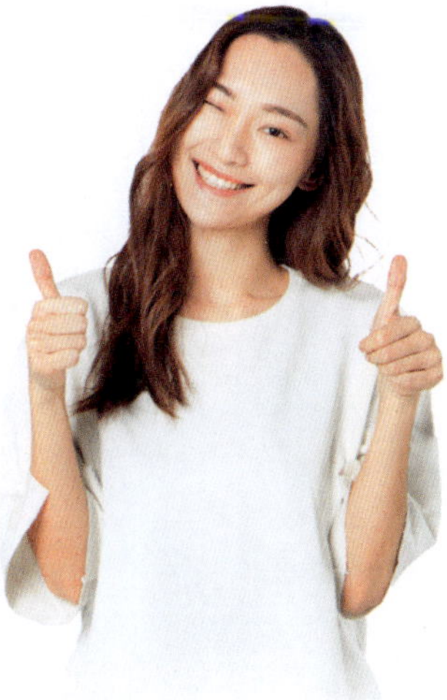

如果乳房有脓肿，并做了切开引流手术，只要引流管距乳晕较远并不影响喂奶，仍可继续哺喂，也可以暂时不喂患侧，将乳汁挤出后丢弃，待乳腺脓肿痊愈后再重新开奶。

如果病情较为严重，伴有持续发热的症状，淤积的乳汁不能顺畅排出，此时乳汁中会滋生大量细菌，不再适合哺喂宝宝。因此，在妈妈持续发热的情况下最好停止哺乳，但要按时挤奶，防止回奶。

乳腺炎前期自我调理

早期乳腺炎的治疗，按摩和吸乳是关键。可以用手指顺着乳头的方向轻轻按摩，使乳汁流出，并用吸奶器吸乳，或让宝宝吸吮。

饮食宜清淡，多吃一些清热散结的食物，如黄花菜、芹菜、苦瓜、西红柿、莲藕等。

忌吃辛辣刺激、油腻、热性的食物。

心情不佳也容易促使乳汁淤积，要消除不良情绪，注意精神调理。

乳房下垂

哺乳期结束后，很多新妈妈对于自己乳房下垂的问题十分苦恼。新妈妈要注意哺乳期的乳房保护，预防产后乳房下垂。

为什么乳房下垂

孕期妈妈受到体内激素的影响，使乳房看起来更加坚挺丰满。分娩后，哺乳期内妈妈因为乳房需要分泌乳汁，整个乳房的皮肤处于紧绷和拉伸状态，当哺乳停止后，因为激素水平下降，乳房腺体和脂肪组织发生萎缩，乳房的悬吊支撑结构的弹性降低，导致乳房松弛下垂。

哺乳的时候宝宝的吸吮动作不当，可能会出现过度牵引乳房的现象，引起乳房下垂。哺乳时间过长，宝宝长时间含着乳头，也容易使乳头皲裂、乳房下垂。

许多妈妈产后急于减肥瘦身，不合理的节食使饮食营养缺失，导致胸部萎缩。

1 级：轻度下垂——乳头处于乳房下皱襞水平面和大部分乳房组织的上部。

2 级：中度下垂——乳头位于乳房下皱襞的下方但高于大部分乳房组织。

3 级：高度下垂——乳头低于乳房下皱襞和乳房突起的大部分水平面。

4 级：重度下垂——乳头远低于乳房下皱襞，指向地面。

假性下垂——乳头位于或高出乳房下皱襞，低于乳房垂度的下半部。这在停止哺乳的女性身上最常见到，此时腺体萎缩致使乳房组织下垂。

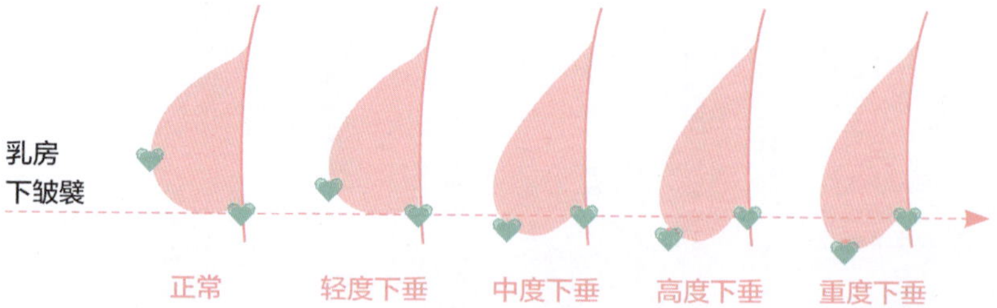

哺乳妈妈预防胸部下垂的方法

♡ 控制好哺乳时间，哺乳时左右两侧交替哺乳，当宝宝只吃空一侧乳房时，妈妈要将另外一侧的乳房用吸奶器吸空，保持两侧乳房大小对称。每侧哺乳时间以 15~20 分钟为宜，不宜超过 30 分钟。

♡ 正确的哺喂方法。宝宝吸吮时不要只咬住乳头，这样很容易将乳头拉伤，造成乳房下垂。应该让乳头位于宝宝口腔深部，使其含住大部分乳晕。

♡ 哺乳结束后不要将乳头直接从宝宝口中拉出，待到宝宝吸吮动作一吸一松的间隙，妈妈将手指放到宝宝下巴处，轻轻按压，将乳头轻轻拔出。

♡ 体内雌激素分泌增加，可使新妈妈乳房更加挺立。B 族维生素是体内合成雌激素的必需成分，维生素 E 则是调节雌激素分泌的重要物质，所以多吃富含这些营养素的食物可以预防乳房下垂。

♡ 拒绝节食减肥，应当采用合理的饮食搭配和产后运动进行塑身。

♡ 穿合适的哺乳内衣，内衣设有便捷哺乳扣，方便哺乳，同时具有支托作用。

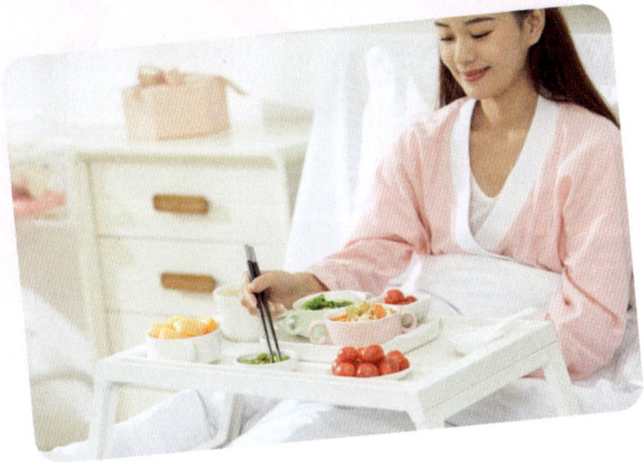

按摩手法

♡ 双手沿着乳房外侧，交替向上推捏，能有效提升乳房，防止松弛。

♡ 左手围绕右乳房顺时针按摩 3 分钟，右手围绕左乳房逆时针方向按摩 3 分钟。

♡ 两手以乳头为中心，五指轻扣在乳房上，掌心空出来，指腹用力下压，停 2 秒后恢复，可促进乳房气血循环。

胀奶

胀奶主要是因为妈妈在宝宝出生后未能及早哺喂，或乳汁分泌过多，宝宝吃不完，喂奶后有奶液残留在乳腺小叶中，乳腺管内乳汁淤积，让乳房变得肿胀且疼痛。

胀奶主要表现为乳房肿胀、变硬并伴有疼痛感，如果不及时疏通淤滞的乳汁，很容易引发乳腺炎。

缓解乳房肿胀

产后不久，胀奶的处理方式一般是早接触，早开奶，勤吸吮。饮食清淡，不要喝浓汤。早开奶、勤哺乳能有效缓解胀奶问题。

在哺乳前，可以用湿热的毛巾热敷乳房5分钟，随后配合轻柔的按摩和拍打动作，使乳房和乳晕软化，减轻胀奶感。在挤出部分乳汁后，让宝宝进行有效吸吮，喂奶结束后用柔软的毛巾蘸冷水外敷乳房。

产后1周内饮食应清淡，不要过度进补，否则会加剧胀奶，可能造成堵奶。

如果新妈妈身体状况良好，也可以用热水淋浴，让乳汁从乳房里流出，这样乳房也可以变软，便于吸吮。

如果胀奶使妈妈的乳晕、乳头过硬，宝宝不容易含住，喂奶前可以先用手挤或吸奶器吸出一些乳汁，使乳晕部分变软再喂。

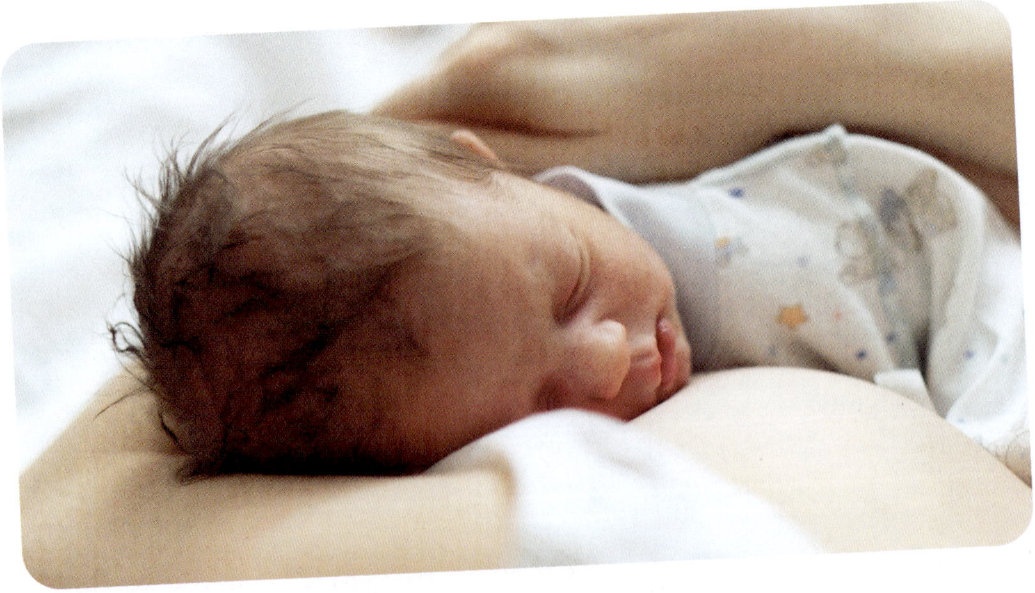

漏奶

产后漏奶是指新妈妈在产后不经宝宝吸吮或未经挤压时，乳汁不断自然流出，也称为“乳汁自涌”。如果新妈妈身体健康、强壮，营养均衡，乳房饱满，乳汁丰沛自然流出，这是正常的产后现象；因病引起的乳汁自出，可能与乳腺管功能结构异常有关，也有可能与新妈妈内分泌紊乱有关。

生理性漏奶

在乳房结构上，如果新妈妈乳头位置较低就容易漏奶。有的妈妈因为乳汁分泌多于宝宝的需要，在没有及时吸奶的情况下，乳房充盈容易自溢。

妈妈的感官刺激甚至思维活动都可能会引起泌乳反射，如当妈妈看到宝宝、听到宝宝哭声时，甚至想到自己的宝宝时，就可能发生漏奶的情况。因为这些“刺激”场景可以唤醒妈妈的母性本能，发生泌乳反射，导致乳汁分泌增多，进而造成漏奶。

病理性漏奶

产后乳汁自出多是由新妈妈生产时耗费气血，导致中气不足、气血虚弱，加之产后休息不足，饮食不节，气血不能固摄津液引起的，表现为乳房柔软、乳汁清稀、精神不佳、舌淡苔薄、脉细弱。

另外，肝内郁热、疏泄失常也会迫使乳汁外溢。表现为乳汁浓稠，心情抑郁、烦躁、易怒，甚至心悸失眠、便秘尿黄。

漏奶怎么办

穿合适的内衣，将乳房高高托起。上衣宜宽松适度，不宜过紧，以免乳房受挤压。

漏奶比较严重的妈妈，可以考虑佩戴护奶器。漏奶时，漏出的奶水可流入护奶器中。尽量减少周围环境带来的反射刺激。使用防溢乳垫，出门之前先将乳汁吸空，然后穿上带有防护垫的胸罩。注意养护身体，保证休息，调节情绪。

哺乳期的性生活

哺乳期间过性生活，为避免意外怀孕，要做好预防措施。

哺乳期≠不排卵

产后排卵的恢复与是否哺乳有密切关系。没有进行母乳喂养的新妈妈可能产后4周就恢复了排卵。而进行母乳喂养的新妈妈，产后首次排卵会受到喂养强度、营养状况、胖瘦程度等因素的影响。

如果是产后6个月内，完全母乳喂养，并且每次喂养的间隔不超过4~6小时，且没有来月经的情况下，母乳喂养可预防98%的妊娠发生概率。如果未满足上述条件，则避孕效果会降低。

哺乳期之所以不容易怀孕，是因为哺乳期分泌的催乳素较多，新妈妈的卵巢功能受到抑制，不能较好地促进卵泡发育，也就不会排卵。

现实情况中，新妈妈饮食营养丰富，而且有的妈妈对宝宝实行混合喂养，所以卵巢功能恢复得可能比较早，在这样的条件下，完全有可能在产后1~2个月就出现排卵。

即使没有来月经，也有可能已经恢复排卵，所以用月经是否复潮来判断卵巢是否排卵并不准确。

如果在不知自己已经排卵的时候过性生活而不避孕，怀孕的概率就会大大增加。不能等到月经恢复了才开始避孕，排卵时间是在来月经之前2周左右。若刚好赶上产后首次排卵再次怀孕，月经会再次停止。新妈妈有可能全然不知自己再次怀孕而耽误产检，并且影响目前哺乳，对新妈妈身体伤害较大。

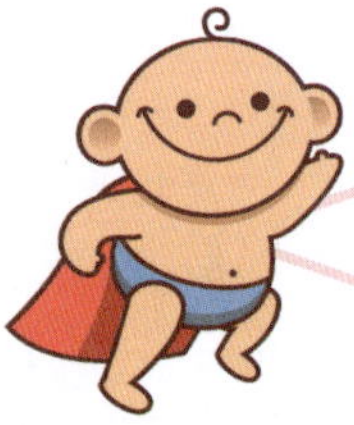

给新爸爸的话

哺乳期也要避孕。哺乳期避孕不建议新妈妈使用口服避孕药，对母乳喂养的妈妈来说，药物会通过乳汁影响宝宝的健康，不哺乳的妈妈可以在产后21天后根据需要服用避孕药。哺乳期避孕最安全的方法就是使用避孕套，如正确使用，避孕成功率能达到90%以上。

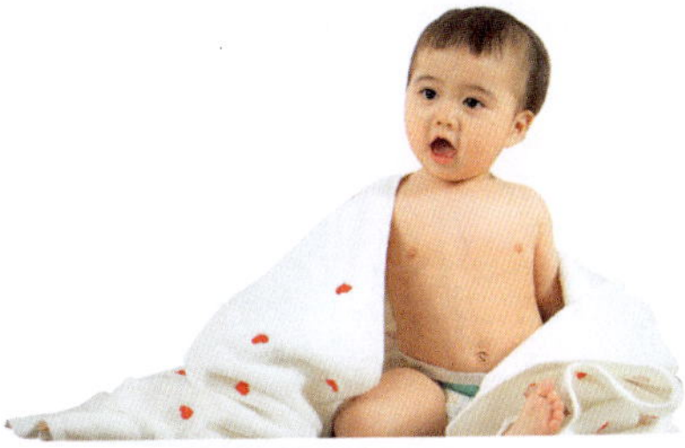

宝宝的各种问题

偏爱一侧乳房

不少新妈妈发现自己在哺乳期乳房明显一大一小，这可能是因为宝宝吸吮过程中偏爱某一侧乳房。

常见原因

哺乳妈妈的双侧乳房大小不一或者有一侧凹陷，导致宝宝含乳感觉有差别。一侧奶阵来得快，一侧奶阵来得慢，会使宝宝更倾向于乳汁流得更顺畅的那一侧。

宝宝有鼻塞、疝气等问题，躺在患侧吃奶会感到疼痛或不舒服，所以会偏爱一侧吃奶。

妈妈习惯于将宝宝放在某一侧吃奶，这会在无形中使两侧乳房的被吸吮程度不均衡。长时间后，宝宝也会习惯某一侧的躺卧姿势，从而偏好一侧吸吮。

宝宝会把不愉快的经历与吃某侧奶联系起来，在下次吃奶时表现出抵触情绪。

纠正方法

宝宝只吃一侧乳房会使那一侧乳房由于受到较多刺激而产出更多的乳汁，但另一侧乳房可能会因为没有宝宝的吸吮，逐渐减少分泌乳汁。宝宝偏爱一侧乳房要及时纠正。

♡ 在宝宝不饿的时候让他常在他不喜欢的乳房那一侧玩耍，让宝宝和妈妈多做一些亲密接触。

♡ 在宝宝困倦想吃奶的时候给宝宝吸吮平常不喜欢吃的那一侧乳房。如果这一侧乳房分泌乳汁较少，这时宝宝饥饿感强，吸吮力度大，可以促进乳汁分泌。

♡ 调整哺喂姿势，坚持两侧乳房轮换着喂，从小的那侧开始，每隔 5~10 分钟一换。

♡ 转移宝宝的注意力，在一个安静、亲密的环境下，多和宝宝互动，试着让他贴近不喜欢的一侧乳房，安抚并悄悄塞入乳头。

咬乳头

如果宝宝总是咬乳头，可能是宝宝吃饱了叼着乳头玩耍，也有可能是宝宝在出牙。妈妈要注意观察，区别对待。

宝宝咬乳头的多种原因

宝宝处于长牙期，牙床不适，又痒又疼，看到什么都会放在嘴里咬一咬。当宝宝吃到妈妈柔软的乳头时就会当磨牙工具，一直咬着乳头。

宝宝的衔乳姿势不正确，有效吸奶不够，着急的时候就会用劲咬乳头。

宝宝在十分饥饿的情况下，也会因为着急吃奶而咬乳头。

天生有神经性缺陷的宝宝，无论什么东西碰到自己的嘴，都会本能地咬紧牙关。这样的宝宝，从出生开始就会咬乳头，不过这种情况很少见。

防止宝宝咬乳头

宝宝第一次咬妈妈乳头时，妈妈不要惊慌或发出较大的声音，这样做容易让宝宝受到惊吓。应轻按宝宝下巴，慢慢让宝宝松口，检查一下自己的乳房，不要一时着急而拉伤乳头。

如果宝宝是由于长牙而咬乳头，可以为他准备一些牙胶或磨牙玩具，缓解宝宝出牙不适感。也可以在宝宝咬够了牙胶之后再给宝宝喂奶。磨牙玩具在宝宝使用后要注意清洗、消毒。

如果新妈妈在哺乳过程中被宝宝咬了，可以暂时停止喂奶，给宝宝磨牙玩具，同时告诉宝宝“不可以咬妈妈”。宝宝对妈妈的言语动作是很敏感的，他会对妈妈生气的语气产生反应。

为了防止宝宝咬乳头，可提前按摩乳房，刺激奶阵产生，帮助宝宝嘴巴张大，深含乳房，尽快吃到奶，并开始吞咽。

腹泻

宝宝正常大便是每天 1~2 次，呈黄色条状。腹泻时，宝宝排便次数较多，可达到 4~10 次。要注意分辨宝宝腹泻原因，及时采取措施。

常见腹泻

感染性腹泻：由细菌、病毒侵入胃肠道引起的腹泻，称感染性腹泻。

表现：宝宝大便含有黏液或脓血，有异臭，多数宝宝还伴有发热。

秋季腹泻：是一种轮状病毒引发的肠胃炎，事实上在任何季节，宝宝都有可能感染轮状病毒。

表现：大便稀薄，起病急，潜伏期在 1~3 天。感染初期会有流涕、轻咳、鼻子不通等症状，伴有发热，发病 1~2 天后会呕吐，随后出现腹泻。

积食引起的腹泻：宝宝胃肠道功能弱，吃多之后容易积食，积食加重导致腹泻。

表现：大便有奶瓣或食物残渣，气味酸臭，宝宝舌苔黄腻，有时会吐奶。

受寒引起的腹泻：宝宝被冷风或空调吹到肚子，或吃了冰冷的食物导致肠道运动过快。

表现：大便呈水状、绿色、有泡沫，臭味不大。宝宝可能会哭闹、怕冷等。

腹泻护理方法

腹泻时减少喂奶量，延长喂奶间隔。如果腹泻严重，要禁食奶类。因为腹泻时宝宝肠道黏膜严重受损，停止进食可以减轻肠道负担，避免宝宝反复呕吐、腹泻造成脱水。

禁奶不禁水，应多给宝宝喝一些米汤、温水。将大米洗净晾干，放入锅中翻炒至焦黄，加入适量水，煎煮 30 分钟，凉至温热再给宝宝喝，可以缓解宝宝腹泻。苹果中含有丰富的果胶，蒸熟的苹果具有止泻功效。

注意护理好宝宝的小屁屁。大便完用清水清洗，为避免出现红肿，可适量涂点护臀霜。便后弄脏的衣裤及时清洗干净。宝宝用过的餐具要消毒。每天给宝宝量体重，观察体重是否减轻较快。

抗拒母乳怎么办

在母乳喂养过程中，有的宝宝会拒绝吃母乳。当宝宝出现这种现象，新妈妈要细心查找宝宝拒乳的原因。

可能造成宝宝抗拒母乳的原因

乳头混淆

如果哺乳之前先用奶瓶，宝宝很容易出现乳头混淆，使得宝宝感觉吃母乳不如吃奶瓶省力，吃几口母乳就不肯再吃了。

注意力转移

当宝宝逐渐长大，好奇心增加，吃奶的时候只要有一点动静，就会让他东张西望，很容易分心，从而使得他对吃奶显得不那么热衷。

母乳味道的改变

妈妈身体状况发生改变以及所摄入的食物都有可能改变母乳的味道，使得宝宝不适应。但多数情况下，宝宝对于母乳口味的变化是能够接受的，这会让宝宝在吃奶时有更丰富的体验。建议哺乳期妈妈饮食应该丰富多样，营养保证均衡。除非发现某些食物导致宝宝不适，否则无须忌口。

非按需哺乳

如果宝宝是定时定量喂养，原来特别“能吃”的宝宝，可能出现“厌奶”，吃奶量明显下降。不要过于担心，只要宝宝身体状况正常，可以让宝宝自己控制进食量，一段时间后这种情况就可以改善。

添加辅食后拒绝母乳

在宝宝添加辅食之后，出现厌奶现象并且宝宝身体一切正常，就要考虑是不是辅食添加的口味太浓，宝宝味觉发生变化，对乳汁不再感兴趣；或者添加的辅食量太大，宝宝没有饥饿感，没有食欲。

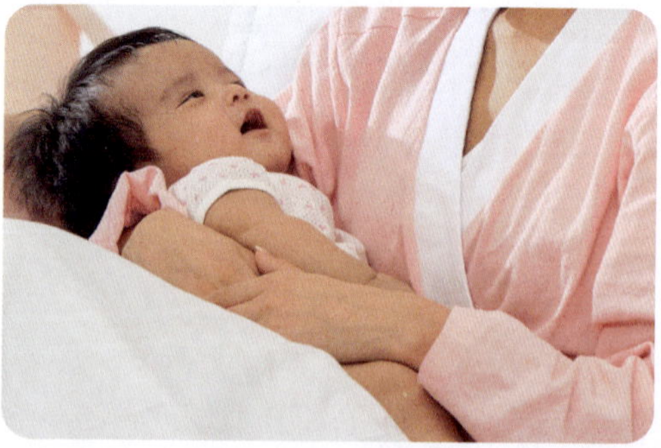

妈妈可以怎么做

在宝宝拒绝母乳的时候，妈妈要坚定母乳喂养的信心，让宝宝重新爱上母乳。

换个时间喂奶

利用宝宝的吸吮本能，可以尝试在宝宝“迷糊”的时候喂奶，对于一些心理性原因厌奶会有一定的帮助。如果宝宝拒绝就停下，采用平和积极的态度，“那好，我们过会儿再吃吧”。

按时吸乳

宝宝厌奶一般都是短时期行为，妈妈要坚持及时把乳汁吸出，用杯子、勺子给宝宝喂奶，不要轻易用辅食或者配方奶来代替奶。如果吃过太多辅食或配方奶，宝宝会更不想吃母乳。

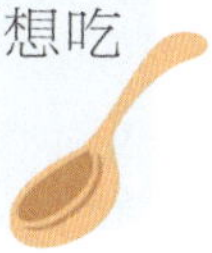

安静的环境

宝宝容易被新鲜的事物吸引而不好好吃奶。哺乳时尽量在安静、温馨的环境下喂奶，避免外界的干扰，保证宝宝吃奶过程的连贯性。

增加活动量，带宝宝多玩一会儿，加大吃奶的间隔。如果宝宝饿了就会吃一点，不想吃就是不饿。培养宝宝规律作息。

换个哺乳姿势

可以尝试换个哺乳姿势，给宝宝更多地皮肤接触，增加和宝宝之间的依恋关系。

人工喂养的宝宝拒乳

- 奶嘴不合适。奶嘴太硬，或吸孔太小，使宝宝厌吮。为宝宝更换合适的奶嘴。
- 口腔感染，宝宝口腔黏膜幼嫩，当口腔比较干燥或配方奶过热时，因吸吮疼痛而拒乳。要注意查看宝宝口腔问题。
- 宝宝身体不舒服，如长牙或生病时，心情烦躁，拒绝吃奶。
- 宝宝味觉发育，希望尝试新口味。可以根据宝宝情况适量添加辅食。

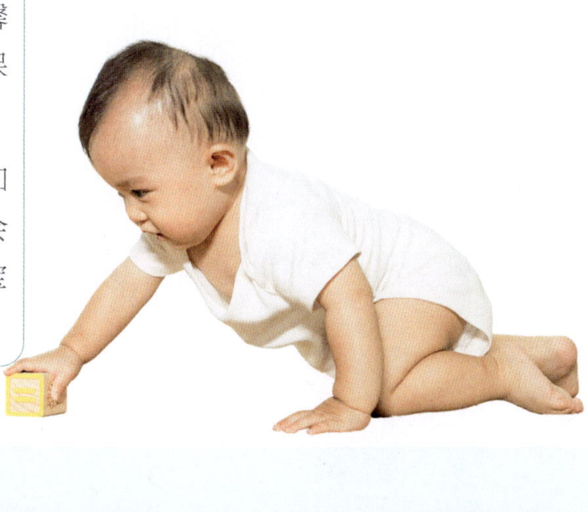

湿疹

宝宝湿疹是一种常见的、由内外因素共同引起的过敏性皮肤炎症。大多数宝宝在 2~6 个月时开始出现湿疹，湿疹多发生在宝宝面颊、额部、眉间和大腿根处，表现为发红、干燥、脱屑、明显瘙痒，严重时会有小裂口甚至伴有渗水、结痂、红肿等。

湿疹类型

1

干燥型湿疹：好发于偏瘦的宝宝，湿疹部位的皮肤红肿、无水疱，皮肤干燥粗糙，无明显渗出，并有脱屑和干性结痂现象。

2

渗出型湿疹：患儿一般偏胖，湿疹部位皮肤潮湿，红色皮疹间有水疱和红斑，皮肤组织肿胀、瘙痒，抓挠后有黄色浆液渗出或出血。

3

脂溢型湿疹：多见于宝宝的头顶及眉际、鼻旁、耳后等部位，痒感不是很明显，表现为皮肤潮红，小斑丘疹上渗出淡黄色脂性液体覆盖在皮疹上，可以结成较厚的黄色痂皮。

湿疹的原因

皮肤是抵御外来入侵的重要防线，宝宝的皮肤柔嫩，屏障功能弱，很容易对外界的刺激发生反应，从而引发湿疹。

室内温度、湿度对宝宝湿疹有一定的影响，过于潮湿、闷热或干燥的环境也会加重湿疹。

宝宝呼吸道功能弱，对吸入物或接触物不耐受引起过敏所致，比如尘螨、花粉等。

有过敏体质家族史的宝宝更容易发生湿疹。

宝宝对配方奶里的牛奶蛋白或者一些特殊成分过敏也会引起湿疹。

免疫功能不健全是宝宝易患湿疹的一个重要因素。宝宝的免疫功能未发育完全，会将生活中常见的外部因素误认为“外敌入侵”，从而激发身体一系列免疫反应，表现出湿疹的症状。

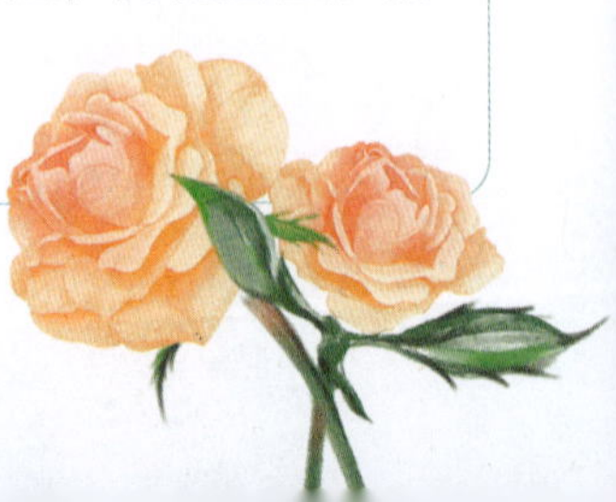

湿疹如何护理

新生儿得湿疹，多是由于皮肤稚嫩，皮肤保护功能出现问题。这类湿疹症状较轻，可以不用药，使用婴儿护肤霜即可。

♡ 剪短宝宝指甲，防止抓破皮肤引发感染。

♡ 宝宝所处的环境保持清洁。温度在 24~26℃，湿度在 45%~65%。

♡ 宝宝接触的物品单独清洗，开水烫洗，避免接触感染，不使用消毒剂。

♡ 不要经常用手触摸宝宝脸部，或者亲吻宝宝脸部。

♡ 尽量避开易致敏食物。

湿疹主要的症状就是痒，但抓痒会使皮肤不断遭到刺激，越抓越痒，皮肤变得更加粗糙和苔藓化，如果将皮肤抓破，容易引起感染。

患湿疹的宝宝避免使用肥皂，碱性强的肥皂会加重对皮肤的刺激，可以选用不含香料、无刺激的宝宝专用洗浴用品。

湿疹宝宝不宜用热水洗漱，热水使皮肤毛细血管扩张，红肿加重。应用温水洗漱，水温不能过高，洗漱后穿宽松舒适的棉质衣服，不要太厚，避免接触毛织、化纤衣物。

湿疹宝宝怎么喂

有的宝宝发生湿疹是对食物过敏引起的，对患这种湿疹的宝宝来说应该尽量寻找致敏的食物，或者到医院做一下过敏原检查，看看宝宝对哪种食物过敏，在辅食添加过程中应避免或者晚一些添加这类食物。饮食最好以清淡易消化的食物为主，多吃一些富含维生素的食物。

如果宝宝是对牛奶蛋白过敏，应该按医嘱食用氨基酸配方奶或深度水解蛋白配方奶。如果是母乳喂养的宝宝，妈妈不宜食用辛辣、燥热的食物。

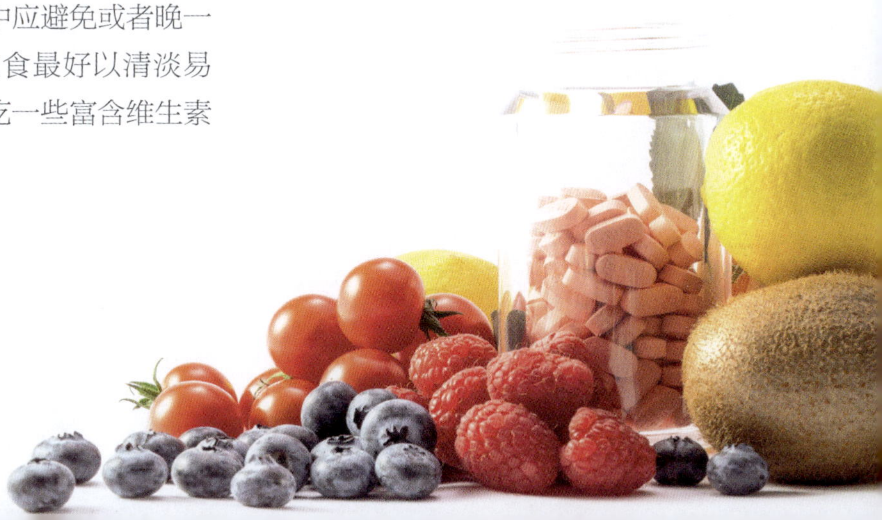

母乳喂养的真相

宝宝的体重增量是反映宝宝是否健康成长的一个参考标准。每一个宝宝的发育都是一个动态的过程，记录好宝宝的成长曲线，有助于观察宝宝整体的发展趋势。

宝宝体重增长曲线

宝宝前3个月增重会比较快，基本是呈直线增长的。宝宝第1个月的体重增长一般不低于600克。如果是足月出生的宝宝，吃奶正常，并且排便、排尿都有规律，精神也较好，说明宝宝正在健康生长。但如果宝宝有黄疸，体重增长就会慢一些甚至有减少的现象。早产儿出生后体重增长相对足月儿缓慢。

宝宝出生后，可以定期测量宝宝的身高、体重和头围，并记录下来。首先在横坐标轴上标定年龄，再从纵坐标轴上标出测量后的数值，并在两条线的交汇处画一个点做记号。不过要注意，生长曲线为连续性的记录，不能只以一次的测量结果断定宝宝的生长发展趋势。

宝宝长身体的猛涨期

宝宝出生后，体重不是持续规律性增长的，而是阶段性的。宝宝在出生后的7~10天、2~3周、4~6周、3个月、4个月、6个月、9个月前后，都会有一个短暂的体重猛涨期，每次持续2~3天。

宝宝处在猛涨期时，睡眠质量差一些，可能会常常醒来、哭闹等，吃奶的频次增加，每天比原来多吃3~4次，这些都说明宝宝在快速成长阶段，新妈妈不要太担心。在此之后，宝宝的身高和体重都会有明显的变化。

宝宝体重增长异常

如果宝宝的身高和体重指数达不到正常水平，多半与营养摄入不足有关，比如挑食或是胃口太差。此外就是消化吸收不良，尤其是人工喂养的宝宝，以及添加辅食后，辅食性状超过宝宝咀嚼和肠胃接受能力。其他干扰因素如铁摄入不足、睡眠不足、宝宝出现过敏、慢性腹泻等疾病也会影响体重增长。

母乳宝宝会更容易饿

母乳对于宝宝是非常容易消化的食物，宝宝对母乳的吸收率高达 98% 以上，因此，相较于喝配方奶的宝宝，母乳宝宝的喂奶次数更频繁。

调查研究表明，母乳喂养的宝宝在 6 个月内夜间的睡眠时间更分散、睡眠周期更短，也更加容易醒，这与母乳容易消化吸收、饱腹感不强有关。

人工喂养的宝宝睡眠时间更长

配方奶没有母乳利于消化，宝宝吃完奶粉后，血液和氧气从头部转移到消化道来帮助消化，会造成大脑短暂的轻微缺氧，产生昏昏欲睡的感觉。

另外，配方奶喂养的宝宝容易过度喂养，很多新妈妈根据宝宝不吃了的信号才停止喂奶，有时候当宝宝自己觉得饱了，实际上已经是撑了。宝宝吃多之后也会觉得困倦。

频繁夜奶与宝宝睡眠

夜间频繁喂奶会不会影响宝宝的睡眠质量，是很多家长关心的问题。宝宝的夜晚睡眠质量不能简单以睡眠时长来判断，而是看宝宝入睡是否迅速，夜间醒来时间长短以及夜间睡眠是否深沉、充足。母乳中含有较多的褪黑素，能够促进宝宝快速入睡和放松平滑肌。因此，母乳喂养的宝宝更容易入睡，而且睡眠质量更高。褪黑素在母乳中的水平随昼夜变化而变化，这也有助于调节宝宝的昼夜睡眠节律。

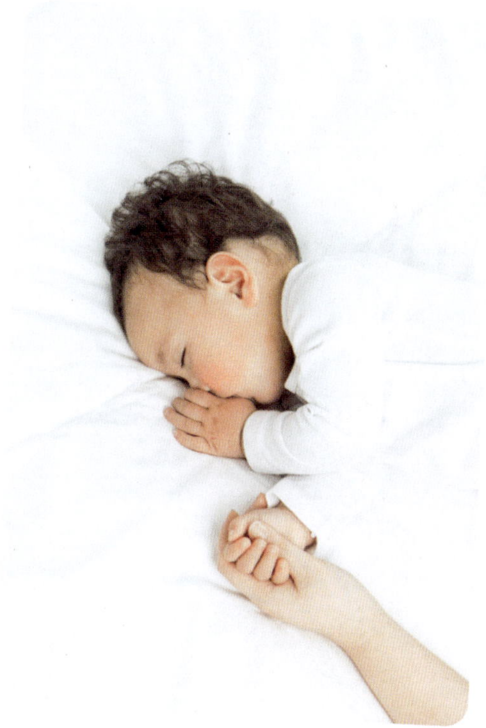

宝宝的夜奶频繁并不等于宝宝夜醒频繁。导致夜醒的原因有很多，并不是宝宝每次醒来都要哺喂，新妈妈要根据宝宝的情况，找到宝宝频繁夜醒的原因。晚上夜醒多的宝宝，白天饮食、状态也会差很多。宝宝在一定月份之后，夜奶频繁不利于其发育，因此儿科专家建议夜奶可以在 1 岁左右断掉或明显减少，避免影响宝宝正常的生长发育。

·第七章·

正确哺喂夜奶

吃夜奶是宝宝的正常需求。对宝宝来说，夜奶不仅仅是为了填饱肚子，还是一种情感需求；对新妈妈来说，夜奶可以增加泌乳量，和宝宝建立起紧密的亲子关系。夜奶哺喂是一个艰难的过程，妈妈要了解宝宝各种反应背后的信息。

宝宝各个月龄的睡眠特点

睡眠关系到宝宝的生长发育，尤其是脑部发育。不同月龄的宝宝睡眠各有特点，新妈妈若了解宝宝的睡眠特点，也方便自己更好地配合宝宝的作息来休息。

0~3 个月

新生儿的睡眠特点没有规律可言。宝宝还没有形成昼夜节律，通常饿了就醒了，吃饱之后会继续睡觉。新生儿每天的睡眠时间能达到 20 小时左右。从刚开始的昼夜不分，到第 6 周时昼夜节律开始发展，慢慢地，晚上睡眠时间会比白天长。等到宝宝 3~6 个月时，才会形成相对规律的睡眠。

新生儿在睡眠过程中有时会有肢体动作、吸吮嘴唇，偶尔会有惊跳，这些都是正常的，新妈妈不用担心。

4~5 个月

宝宝度过了新生儿阶段，睡眠越来越规律，睡眠时长也在随着月龄逐渐延长，宝宝平均的睡眠时长为每天 15 小时，白天会睡 2~3 觉，每次 1~3 小时。

这个阶段，规律的睡眠比睡眠时长更重要，要培养宝宝在固定的时间进行白天的小睡和夜间的长睡。抱着宝宝睡眠容易让宝宝产生依赖，一放到床上就会哭。可以试着培养宝宝自己在床上入睡的能力。

6~8 个月

这是一个过渡阶段，新妈妈可以尝试在宝宝醒着时把他放在床上，不需要完全把宝宝哄睡着再放上床。宝宝平均每天睡眠时长大约 12 小时，一般在上午和下午各有一次小睡，每次 1~2 小时，夜间入睡时间在 9 点左右。6 个月的宝宝基本具备“睡长觉”的能力，大多数宝宝能够夜间一觉睡到天亮，这个时候也是宝宝戒掉夜奶的最好时机。

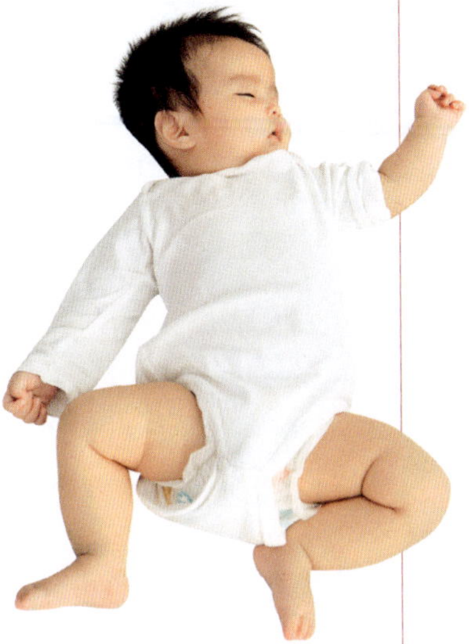

9~12 个月

9~12 个月时，大部分宝宝在晚上 7~8 点入睡，入睡时长 11~12 小时。白天依然在上午和下午各有一次小睡，时长为 1~2 小时。宝宝睡眠时间越来越规律，10 个月时基本可以戒掉夜奶。

有安全感的宝宝，睡觉时不挑床，困了自然就睡着了，而且容易进入深度睡眠。如果宝宝习惯了在妈妈怀抱中入睡，妈妈要慢慢地给宝宝建立安全感，回应宝宝的需要和每一次哭喊，逐渐让宝宝勇敢地自主入睡。

1 岁以后

宝宝这个时候在白天有时候会睡一觉，有时候会睡两觉，每天会睡 10~12 小时。宝宝白天睡两次时，晚上入睡时间会相对较晚，在 9 点左右；宝宝白天睡一次时，夜间入睡时间会提前到晚上 8 点左右。

这个阶段，宝宝喜欢把自己喜欢的玩具放在身边一起入睡，这是宝宝步入独立睡眠的开始，可以给宝宝选择一个合适的玩具。如果宝宝使用安抚奶嘴，要尝试着开始帮宝宝戒掉了。

宝宝的睡眠规律和大人的时间基本一致，但很多宝宝夜间会更兴奋，睡得越来越晚，新妈妈可以适当延迟睡眠时间，但到了约定时间必须要安抚宝宝睡觉，可以给宝宝讲个小故事，和宝宝一起聊天，调暗灯光，保持安静，主动营造入睡气氛，逐渐调整宝宝的习惯。

不要让宝宝用白天的小睡来补偿夜间的晚入睡，既不利于形成良好的睡眠习惯，也不利于宝宝健康。

夜间哺喂与龋齿

导致宝宝龋齿的原因是，含糖食物进入口腔后，在致龋菌的作用下发酵产酸，这些酸溶解破坏牙的无机物而产生龋齿。大多数宝宝有喝夜奶的习惯，当宝宝到了8个月的时候，很多妈妈为了防止宝宝因为夜奶而发生龋齿会戒掉夜间母乳哺喂，但夜间哺喂与龋齿有关系吗？

夜间哺喂不会引起宝宝龋齿

宝宝在吃奶时，往往会含住妈妈乳房的大部分乳晕，宝宝大力吸吮时乳汁会直接进入口腔后部被吞咽下去，因此夜间哺乳时乳汁不易堆积存在牙齿周围。

此外，母乳中的pH值较高，富含免疫球蛋白A、免疫球蛋白G，这些物质能抑制口腔细菌生长，防止龋齿的形成，还能阻止许多重要营养成分在口腔被细菌接触分解。

研究表明，母乳不会导致宝宝龋齿，除非有其他碳水化合物来源。母乳中的碳水化合物是乳糖，它在口腔中被抗体等物质包围保护，能够避免被细菌分解，不会对宝宝牙齿造成伤害。

相反，配方奶中没有抑菌成分且糖和脂肪含量较高，很容易被细菌分解，导致宝宝龋齿。因此，喝配方奶的宝宝9个月后不要频繁夜奶，同时要注意清洁口腔。

纯母乳喂养的宝宝也会出现龋齿，可能与妈妈怀孕期间吃抗生素影响宝宝牙釉质和对龋齿的抵抗力有关，也有可能与遗传有关。

不同年龄段的夜奶次数

月龄	次数
0~3个月	按需喂养，每2~3小时喂1次
3~4个月	按需喂养，每3~5小时喂1次，每晚2~3次
4~6个月	1~2次夜奶
6~9个月	1~2次夜奶
9~12个月	1次夜奶或没有夜奶
1岁以后	一般无夜奶

护理宝宝牙齿

乳牙的健康影响着宝宝换牙后恒牙的健康。避免宝宝龋齿最好的办法就是认真清洁牙齿，睡前清洁牙齿后不再给宝宝吃含碳水化合物的食物，但夜间仍然可以母乳哺喂。在宝宝小时候，就要注意宝宝牙齿的健康卫生，帮助宝宝保护牙齿。

宝宝出牙时间

婴儿期所出的牙称为乳牙，出牙时间，早的在出生后 4~5 个月，晚的到 9~10 个月，一般大多数宝宝在 6~7 个月时牙齿开始萌出。一般 1 岁时出 6~8 颗牙，2 岁时出 18~20 颗牙，出牙的总数约为月龄减 4~6 颗，乳牙共 20 颗。

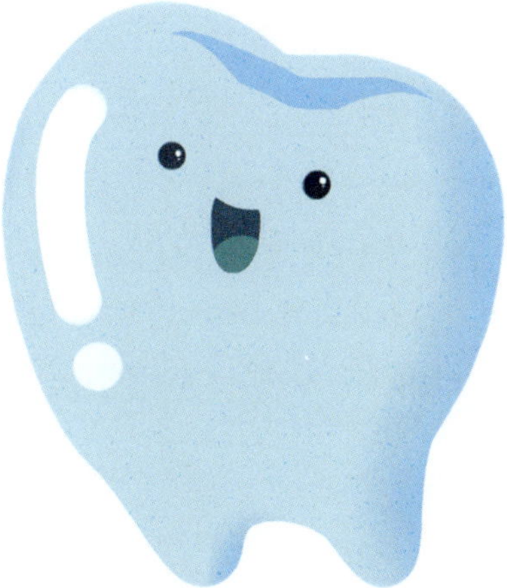

宝宝牙齿护理

♡ 宝宝添加辅食后，每次吃完辅食要喝点水漱漱口，多观察宝宝口腔情况。

♡ 6 个月以后，宝宝的第一颗乳牙开始长出，要正式开始给宝宝刷牙了。随着宝宝牙齿的不断萌出，刷牙时间应在 2 分钟左右。

♡ 在宝宝 7~9 个月时，要协助宝宝学习使用杯子喝水，长期使用奶瓶或吸管杯容易产生龋齿，影响牙齿发育。

♡ 1 岁后，宝宝要开始戒掉奶瓶，降低奶瓶龋发生的风险。

♡ 2 岁半时，20 颗乳牙应该全部长出了。每天让宝宝早晚用儿童牙膏刷牙。同时要避免宝宝吃太多甜食。

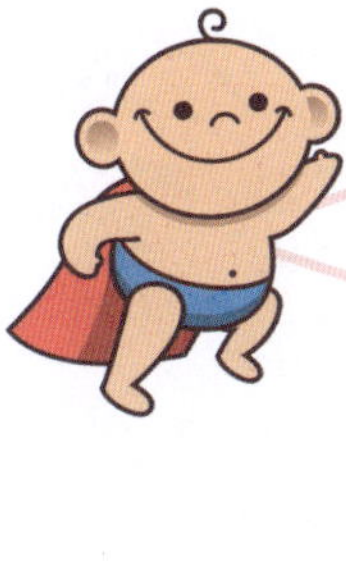

给新爸爸的话

注意预防宝宝龋齿。宝宝添加辅食之后，定期为宝宝清洁口腔。宝宝 1 岁半以后要锻炼自己拿儿童牙刷，养成刷牙的习惯。宝宝刚开始并不能独立把牙齿刷干净，爸爸妈妈要示范并帮宝宝刷牙。

宝宝夜间醒来次数多

一般来说，宝宝到 4 个月时能够在晚上连续睡 5 小时，白天的睡眠开始变成规律的小睡。如果宝宝夜间频繁醒来，妈妈要有意识地改变宝宝的睡眠习惯。

寻找醒来的原因

观察宝宝夜间醒来的精神状态，如果宝宝大口地吞咽乳汁，代表宝宝饿了，记录宝宝被饿醒的时间，观察宝宝的消化周期，适当调整喂奶量或者添加辅食。

如果宝宝醒来后只顾着哭，可能是宝宝身体不舒服或者是夜惊了，检查宝宝的睡眠环境，是不是被子盖得太多了。

如果是短期内夜醒频繁，可能是宝宝到了猛长期。在猛长期内，宝宝在动作行为上发展较快。这也意味着宝宝在自我学习的过程中开始出现烦躁的情绪，表现为入睡后睡眠时间不长、夜醒频率高。

有的宝宝习惯性夜醒，醒来后需要妈妈安抚或者奶睡才能继续入睡，奶睡时吸两口就结束了。这种情况说明宝宝夜醒主要是对妈妈情感的需求，也是对夜奶有依赖性。宝宝习惯性夜醒时间久了就会形成生物钟，夜间会按时醒来。

吃夜奶是宝宝的正常需求，妈妈要尽力满足

3 个月以内的宝宝，胃容量较小且母乳又容易消化，夜间频繁醒来吃奶的次数较多，这是很正常的现象。新妈妈夜间起来很辛苦，可以适当调整比较省力的哺乳姿势。

夜间喂养对宝宝来说能建立更亲密的依恋关系和安全感；对新妈妈来说，夜间哺乳会分泌更多泌乳素，有利于增加泌乳量。等宝宝在大一些后，妈妈要有意识培养宝宝更好的睡眠习惯。

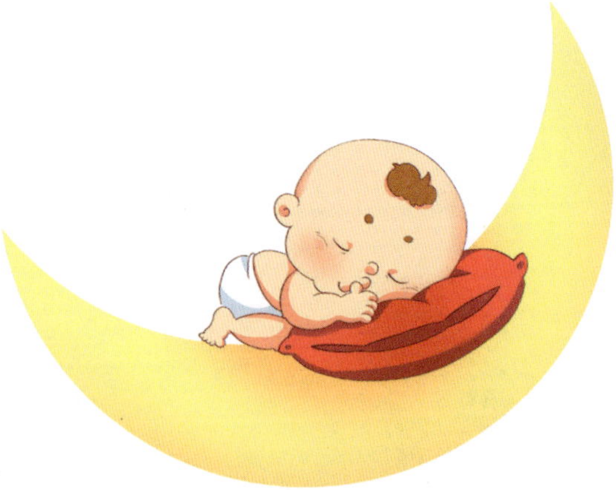

缓解宝宝夜间频繁醒来的方法

睡眠环境一致

宝宝每个睡眠周期为 30~45 分钟。在睡眠周期间隙，他会无意识地醒来，然后进入下一个睡眠周期。但宝宝睡眠比较浅，当宝宝发现睡觉前的环境和醒来后的环境不一样，会缺乏安全感，以致无法再次入睡。

宝宝睡前是被妈妈抱在怀里的，醒后却在床上，或者睡前是在客厅，醒后是在卧室等，都可能使宝宝醒后哭闹。新妈妈要注意宝宝入睡时和夜间醒来的睡眠环境一致，逐渐培养宝宝在床上自主入睡的习惯。

安抚物品

给宝宝一个安抚物，比如一个绒毛玩具，可能会安抚宝宝入睡。宝宝对妈妈的气息特别敏感，妈妈可以使玩具染上自己的气息，放在宝宝身边。此外，哺乳妈妈夜间喂奶应该保持安静，培养宝宝的睡眠情绪，而白天喂奶则可多跟宝宝交流。

宝宝自主睡眠

新妈妈需要逐步引导宝宝自己睡觉，在宝宝困了但还没有睡着的时候，把他放到床上，或者在宝宝醒着的时候把他放下。但要让宝宝感受到被关爱和舒适，他可能会慢慢入睡，并日渐养成习惯。如果一放下宝宝就哭，妈妈要用游戏、唱歌等方式让自主入睡变得轻松有趣，让宝宝有一个适应的过程。

释放睡眠信号

固定的睡前仪式可以给宝宝暗示，做完这件事就得睡觉了。睡前仪式形成规律后，宝宝自己会意识到睡眠时间。这种形式可以避免宝宝对睡眠的抵触情绪。

睡前仪式的具体内容可以根据宝宝的喜好来确定，可以是读几页绘本或者睡前洗漱等，尽量选择安静、舒缓的活动，避免使宝宝兴奋。也可以轻唱儿歌，调暗灯光，说妈妈也睡了，宝宝也睡了，以形成固定习惯。

母乳喂养的真相

肠绞痛是宝宝在婴儿时期比较常见的症状，出现肠绞痛，大多数情况下宝宝会通过哭声来向家长传达信号。

夜间宝宝啼哭，可能是因为肠绞痛

宝宝夜间哭闹是很多妈妈头疼的一个问题。明明宝宝身体健康正常，搞不懂宝宝为什么一直哭。这可能是因为肠绞痛，新妈妈来看一看自家的宝宝是不是有这种情况。

什么是肠绞痛

宝宝肠绞痛又称肠胀气，它并不是一种疾病，而是健康的宝宝总会哭闹的一种现象。

肠绞痛有一个"333"原则，即3个月以内的宝宝每天哭闹3小时，每周至少哭闹3天。大约在产后3周开始，一般到宝宝3个月为止。有10%的宝宝会延长至5个月以上。随着宝宝生长，神经系统发育逐渐成熟，肠绞痛的情形自然就会改善。

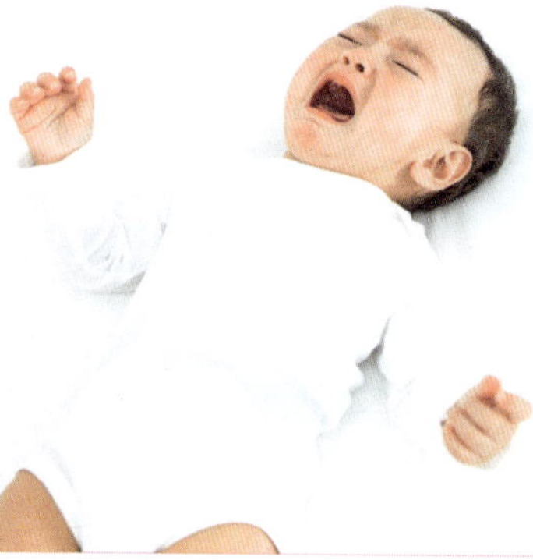

宝宝肠绞痛的原因有多种，还没有发现确切的病因，可能与以下因素有关。

- 宝宝吸乳时吸入大量空气，哭闹时也吸入较多空气，导致腹部胀气，引起腹痛。
- 宝宝消化酶或消化液分泌不足，或宝宝吃奶过饱使胃过度扩张引起不适。
- 宝宝胃肠发育不成熟，对牛奶蛋白过敏，可诱发肠绞痛。
- 兴奋型宝宝对各种刺激敏感，易激动哭闹。

宝宝肠绞痛的典型症状

哭叫往往是突然开始，宝宝会出现突然性大声哭叫，可持续几小时，也可阵发性发作，哭闹时间长，甚至连续1小时以上。

宝宝肠绞痛常出现在傍晚或晚上。

宝宝哭闹时面色苍白，腹部发胀，腹泻，甚至出现呕吐现象，伴随着蹬腿、打挺，双足发凉。宝宝常因痛苦而扭来扭去，蜷缩身体，全身紧绷，不停地哼叫。

喂奶不能让宝宝平静下来，即便暂时被安抚，停止喂奶又会重新开始，最终以哭得力竭而终止。

缓解宝宝肠绞痛

腹部按摩，使用橄榄油或者婴儿润肤露在手上抹匀、温热后，在宝宝腹部顺时针按摩，帮助排除体内积气。

喂奶是安慰宝宝的有效方法，能够让宝宝恢复平静，吸吮会给宝宝带来安全感。但要避免过度哺喂，反而会导致消化不良，加重肠绞痛。

用包被将宝宝轻轻包裹起来，能给宝宝安全感。然后抱紧他，让他感受妈妈的心跳，模拟在妈妈肚子里的环境。

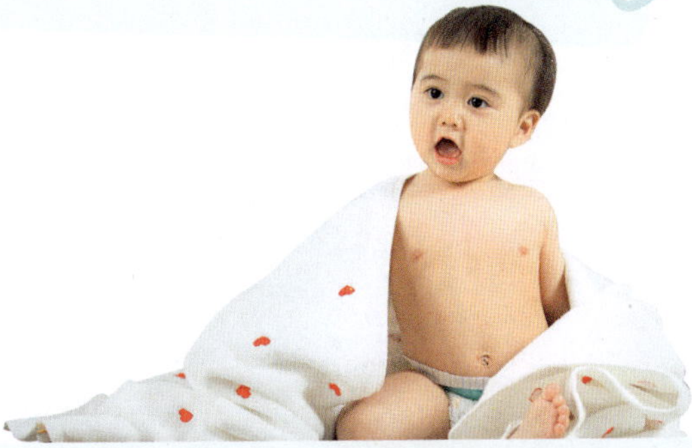

让宝宝保持侧卧位，可以在宝宝后背垫一个柔软的枕头，可以给腹部带来一定压力，帮助缓解疼痛。

飞机抱有利于宝宝排除胃里面的空气，缓解宝宝肠绞痛。具体做法是：把宝宝的身体搭在你一侧小臂上，让他的头面朝外，靠在你的肘弯附近，两腿悬挂在你的手边。你紧紧抓住宝宝尿布区的大腿根部和屁股，小臂贴在宝宝发紧的肚子上。

温毛巾热敷肚子。将温热的毛巾放在宝宝肚子上，促进宝宝肠胃蠕动，缓解胀气带来的不适。

·第八章·

宝宝辅食添加要重视

建议宝宝满 6 个月开始添加辅食。但是有些宝宝，妈妈母乳分泌量较少可以稍微早一点添加辅食。宝宝在刚添加辅食的时候，应优先添加富含铁的泥糊状食物或是富含铁的婴幼儿米粉。

辅食添加的信号

世界卫生组织建议在宝宝 6 个月之后再添加辅食，在这之前进行纯母乳喂养。具体辅食添加情况要以宝宝的成长发育情况为依据，也可以查看宝宝是否有以下表现。

宝宝对吃东西有兴趣

当宝宝看到家人吃东西时，会表现得非常感兴趣，还可能会倾身去抓勺子、抓碗，或者经常将手或玩具往嘴里塞。这都说明宝宝对吃饭有了兴趣。这个时候，可以准备一些易消化、不易引起宝宝过敏的米糊放到宝宝嘴边，宝宝把食物舔进嘴里并咽下，而且显得高兴，说明宝宝对吃东西有兴趣，妈妈可以放心给宝宝准备一些辅食了。如果宝宝将食物吐出来，或者把头扭开，说明宝宝不想吃，可以过几天再尝试。

宝宝吃奶吃不饱

如果宝宝母乳喂养或喝配方奶到下一次吃奶的间隔时间越来越短，或者经常半夜哭闹，睡眠时间越来越短，增加母乳或喂配方奶次数，宝宝仍处于饥饿状态，这个时候就可以考虑为宝宝添加辅食了。

体重增加足够

添加辅食时，宝宝的体重需要达到出生时的 2 倍，或者达到 6 千克。如果宝宝体重增加正常，说明宝宝发育健康，可以考虑给宝宝添加辅食。

挺舌反射消失

除了参考月龄以外，可以给宝宝添加辅食的一个很重要的信号就是看挺舌反射是否消失。挺舌反射是宝宝的一种先天反射，其实是一种自我保护。就是宝宝的舌头会将放到嘴里的固体食物或勺子顶出去，防止异物进入喉部引起窒息。

如果准备给宝宝添加辅食，但是宝宝的舌头总是顶着勺子，或不会吞咽食物，或总是把食物都吐出来，都表示他的挺舌反射还没消失。这时可以耐心等 1~2 周再尝试。

辅食添加时间要合适

给宝宝添加辅食要把握合适的时间段，太早或太晚都不利于宝宝健康发育。如果遇到宝宝生病，可以适当推迟辅食添加时间，以免引起宝宝消化系统紊乱。

过早添加，宝宝无法消化

宝宝消化系统发育不完全，本身还没有分泌足够的消化酶，过早地添加辅食，宝宝也无法消化和吸收，反而会引起宝宝过敏、腹泻等问题。调查显示，给 4 个月以内的宝宝添加辅食，宝宝发生腹泻的概率很高，甚至出现消化道感染的现象。

如果宝宝挺舌反射还没有完全消失，宝宝吃进去的辅食可能会有误吸到肺的风险。对宝宝来说，过早添加辅食反而容易造成宝宝营养不足。

过晚添加，宝宝容易贫血

辅食添加太晚，宝宝无法及时补充足够的营养，尤其是铁。4~6 个月，宝宝体内在胎儿时期储备的铁基本耗尽。母乳中铁的含量较少，如果超过 6 个月不添加辅食，宝宝就可能会患缺铁性贫血。一般添加辅食最晚不宜超过 8 个月。

6 个月添加辅食最适合

6 个月的宝宝进入味觉敏感期，及时添加辅食可以让宝宝接触多种味道的食物，避免日后出现偏食、挑食。

6 个月的宝宝基本具备了消化吸收辅食的能力。随着消化系统不断成熟，乳牙开始萌出，宝宝的口腔逐渐有了咀嚼、吞咽的能力，及时添加辅食可以锻炼宝宝的吞咽功能和咀嚼能力，也是锻炼宝宝口腔肌肉和舌头运动能力的机会，是今后语言发育和培养良好饮食习惯的重要过程。

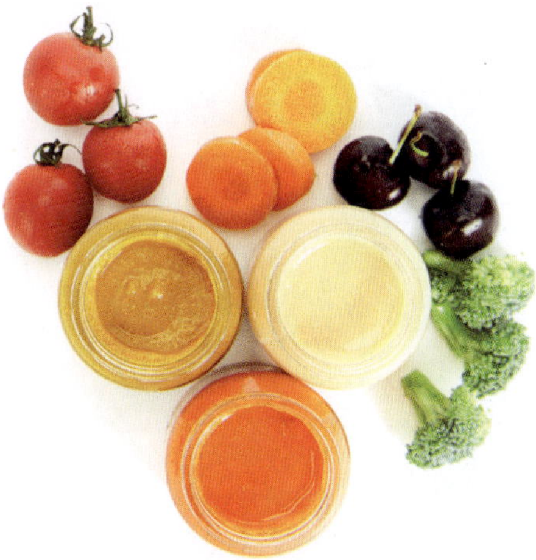

辅食添加的原则

宝宝成长到一定阶段后，单吃母乳已不能满足其需要，需要进食各种营养丰富的食物，以摄入生长发育所需的营养。辅食添加的原则如下。

不宜过早添加

宝宝消化系统功能欠佳，添加辅食过早会导致宝宝消化不良，出现腹泻等现象。

由单一到复杂

先添加一种食物，让宝宝适应1周左右，再添加另一种食物，尝试几种后过渡到混合添加。

由稀到稠

宝宝牙床较软，刚开始添加的辅食应当是类似于母乳的液体，比如稀米糊，再到半流质、固体食物。

选择天然食物

宝宝接受的食物越来越多，但要注重首先以天然未加工的食物为主。在为宝宝准备食物时，应当选择新鲜食材，选择蒸、煮等最简单的烹饪方式，尽量少用或不用人工调味的食物，避免煎、炸等烹饪方式。

由细到粗

开始做一点米粉作为宝宝适应辅食的第一步，在宝宝适应后再换成菜汤或菜泥。

蔬菜的添加先从根茎类蔬菜加起，如南瓜、红薯等，再到茎叶类蔬菜，如白菜、菠菜等。从口感细滑的汁水到菜泥，逐渐过渡到粗大一点的块状食物，锻炼宝宝咀嚼能力。

由少到多

第一天1汤勺，可用温水稀释，在两次哺乳之间进行。第二天增加1勺，看宝宝反应情况，逐次增加。

不强迫进食

专家提倡顺应宝宝意愿喂养，鼓励但不强迫进食，如宝宝出现转头躲避等现象，则不要强迫，过几日可再次尝试。应该选择在宝宝精神状态比较好的时候喂食，可以用颜色鲜艳的餐具来吸引宝宝。

月龄	食物品种	辅食性状	进食次数		进餐方式	食物克重
			主食	辅食		
4~6 月	含铁米粉、汤汁、粥、菜泥、水果泥等	稀糊状	5~6 次奶(750~1000 毫升)	辅食 1 次 / 天	宝宝餐勺(吞咽)	谷物：米粉(1 勺) 蔬果泥 1~2 勺 蛋类：1/4 个蛋黄
7~9 月	稠粥、面条、蛋黄羹、肉末、肝泥、水果片、指状食物等	稠糊状	4~5 次奶(600~800 毫升)	辅食 2 次 / 天	宝宝餐勺，宝宝手抓(吞咽、舌碾)	谷物:30~50 克 / 天 碎菜：25~50 克 / 天 水果：20~30 克 / 天 肉类：开始添加 蛋类：1/4~1 个蛋黄
10~12月	软饭、全蛋、碎菜、豆制品、肉块、鱼虾、饺子等	颗粒状	600 毫升	辅食 3 次 / 天 1 次加餐	宝宝手抓 宝宝用勺(牙床咀嚼)	谷类：50~75 克 / 天 碎菜：50~100克/天 水果：50 克 / 天 肉类：25~50 克 / 天 蛋类：1 个鸡蛋
1~2 岁	同成人，偏软的食物等	块状	600 毫升	正餐 3 次 / 天 2 次加餐	宝宝用勺(咀嚼)	
2~3 岁	同成人	固体食物	600 毫升	正餐 3 次 / 天 2 次加餐	筷子(咀嚼)	

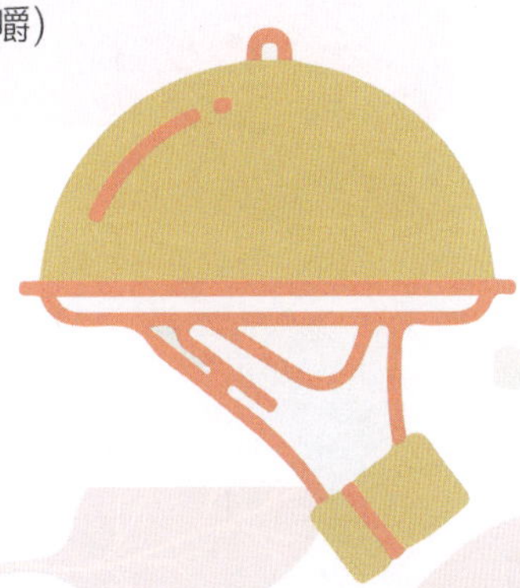

宝宝不爱吃辅食

辅食可以补充母乳的营养短板，以满足宝宝的生长发育，为断奶做好准备。有的宝宝不爱吃辅食，可能是还没有习惯辅食的味道。在喂宝宝辅食时要多点耐心，尽量在辅食上让宝宝有新鲜感，引起他的兴趣。

宝宝不爱吃辅食的常见原因

宝宝对新的食物常常因恐惧心理而拒绝，需要反复尝试才会成功。新妈妈要有耐心陪着宝宝调整和适应新食物。

添加辅食时要尽量遵从由少到多、从稀到稠、从细到粗的原则，因为宝宝咀嚼和吞咽功能比较差，若食用过硬或过粗的食物，会引起宝宝不适甚至卡住，让宝宝拒绝吃辅食或引发危险。

有时候，宝宝吃完母乳之后已经饱了，再给宝宝添加辅食时，宝宝不会再吃。可以在宝宝饿的时候先喂些辅食，再喂奶。

选择带有可爱图案、颜色鲜艳的精美餐具，使宝宝对餐具感兴趣，会更愿意尝试辅食。注意一定要选用婴儿专用餐具，避免染料掉色中毒。若是塑料制品，注意其耐热温度。家长要给宝宝树立好好吃饭的榜样。

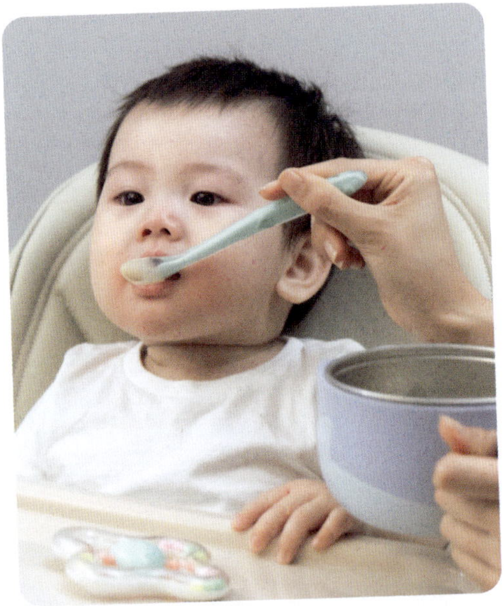

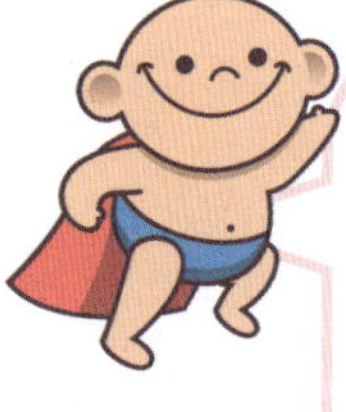

给新爸爸的话

不要强迫宝宝吃辅食，可以用宝宝喜欢的方式吸引他。应该选择在宝宝精神状态比较好的时候喂食。家人吃饭时可以让宝宝坐在餐椅上或坐在桌边，与家人共同就餐，宝宝会模仿大人，从而慢慢喜欢吃饭。让大一点的宝宝参与辅食制作的过程，有利于使宝宝爱上吃辅食。

宝宝必需的重要营养素

宝宝成长发育需要多种营养物质，这里列举了宝宝在成长过程中容易缺乏又非常重要的营养素。

钙

0~6 个月的宝宝吃足量母乳或者配方奶，可以满足对钙的需要。维生素 D 是钙的搬运工，补维生素 D 比补钙更重要。注意每天加 1 次维生素 D 滴剂。在宝宝身体健康的情况下适当带宝宝晒太阳，可以促进维生素 D 的合成，也可以帮助钙吸收。

6~12 个月的宝宝每天需要 250 毫克钙，每天至少摄入 700 毫升的奶能满足这个阶段宝宝对钙的需要。

1 岁以上的宝宝不能停止喝奶，无论是母乳还是配方奶或是牛奶，每天要保证 350~500 毫升的摄入量。

锌

0~6 个月的宝宝每天所需要的锌只有 2 毫克。

6~12 个月的宝宝需要 3.5 毫克锌。随着宝宝月龄的增长，对于锌的需求量也会逐渐上升。在宝宝 1~4 岁时，每天需要 4 毫克锌。

可以在宝宝不过敏的情况下，给宝宝多摄入一些富含锌的食物，如鱼类、肉类、贝类及动物内脏等。

脂肪酸

3 岁内的宝宝要注重补充脂肪酸，它是脂肪的主要成分。脂肪酸可以促进宝宝大脑和视觉的发育，一定要及时补充适当比例的脂肪酸。

在制作宝宝辅食中加一点橄榄油可促进营养物质的吸收。1 岁以内摄入油脂以每天 5~10 克为宜。

铁

宝宝出生后，肝脏内储存的铁可供出生后 4~6 个月身体发育。

6~12 个月的宝宝，每天应该摄入 10 毫克的铁，但这些铁不能被宝宝完全吸收，只有大约 8% 被吸收。只要宝宝正常吃奶和辅食，在没有医嘱的情况下，不建议给宝宝额外补充铁剂。

宝宝的第一口辅食

宝宝第一次添加辅食应该吃什么，许多新手爸妈束手无策。中国营养学会发布的《7~24 月龄婴幼儿喂养指南》中建议的添加辅食顺序是：谷类食物（如婴儿营养米粉）；蔬菜汁 / 泥和水果汁 / 泥（注意是先蔬菜后水果）；动物性食物（顺序为蛋黄泥、鱼泥、全蛋如蒸蛋羹、畜禽肉泥 / 肉末 / 肉松等）。宝宝的第一餐应该添加精细的谷类食物，最好是强化铁的婴儿营养米粉。

从米粉开始

第一口辅食首选含铁米粉。配方米粉加入宝宝所需多种维生素和矿物质，这一过程被称为营养强化。合格的婴儿米粉均衡强化钙、铁、锌等 20 多种营养素。宝宝消化系统发育尚不完善，胃容量较小，虽然成长所需营养较多，却无法摄入过多的量，因此要求营养密度更高的辅食。米粉冲调方便，细腻并且有多种口味、容易吸收。通常，米粉更容易被宝宝接受、消化。

米粉能与配方奶混在一起泡吗

米粉和配方奶不能混在一起泡。宝宝配方奶有专门的配方，水和奶粉有一定的比例。如果在这里面加入其他食物，会影响宝宝营养吸收，可能会使宝宝消化不良，影响肠胃健康。

而且米粉和配方奶营养成分不同，米粉的营养比配方奶要低，混合冲泡会造成营养比例失衡。米粉和配方奶的冲泡浓度和温度也不同，奶粉较稀，水温以 40℃左右为宜，若水温过高会破坏配方奶中的营养成分；米粉较稠，冲泡水温以 70℃左右为宜，晾温后食用。

米粉是作为宝宝的辅食来添加的，配方奶是在妈妈母乳不够的情况下作为宝宝的主食来吃的。米粉相对于配方奶而言更易饱腹，但营养价值比奶粉低。

为了宝宝可以更好地吸收营养，不建议将米粉与配方奶混在一起泡，但二者可以按时间前后混在一起吃。最佳的添加方法是，先给宝宝喝配方奶，如果宝宝还饿，可以在喝配方奶 30 分钟之后，再给宝宝喂食米粉。

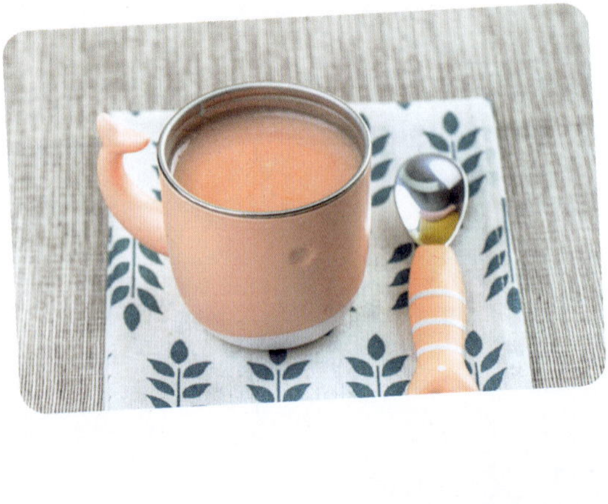

辅食是不是越碎越好

许多人认为，辅食够碎够烂可以避免宝宝被噎到，而且容易消化。事实上，随着宝宝月龄的增长，要有意增加食物的颗粒感，以此来培养宝宝的咀嚼能力，促进颌面部发育。

6~8

6~8 个月的宝宝刚刚接触辅食，学习吞咽动作，因此食物以泥状、糊状半流质食物最佳。比如米糊、蛋黄泥等。

8~12

8~12 个月，宝宝牙齿正在萌出，可以吃一些肉类。食物要由细变粗，由小变大。这时候可以做一些烂面条、肉末蔬菜粥等。

1 岁

12 个月后，宝宝的牙齿更多，咀嚼吞咽更加协调，慢慢学会用牙齿把食物咬磨细碎，可以吃一些固体食物。比如软饭、馄饨、肉片等。

2 岁

宝宝 2 岁后，牙齿发育完全成形，食物的软硬和粗细就基本可以和成人相差无几了。

宝宝通过锻炼咀嚼能力，也在锻炼舌头和整个颌面部肌肉，为日后的语言发展打下基础。家长在喂宝宝辅食的时候也要有意引导宝宝学习咀嚼。比如家长在宝宝面前咀嚼食物稍微夸张

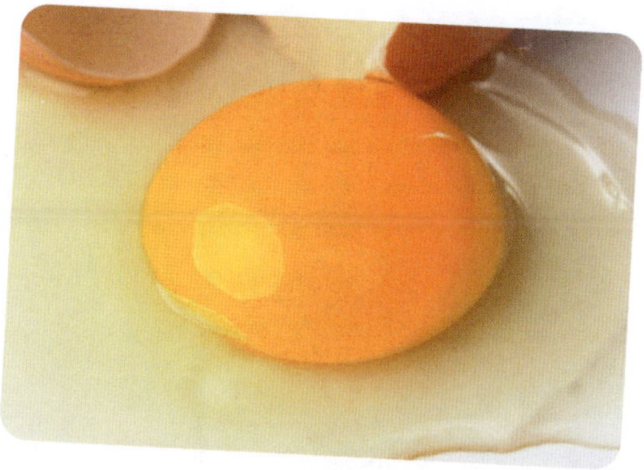

一些，做出满足的样子，宝宝就会模仿，从而慢慢学会。

宝宝 6 个月后再添加蛋黄

蛋黄营养丰富，尤其是富含高蛋白质，但 0~6 个月的宝宝消化能力不好，肠胃的消化酶分泌不足。若给宝宝喂食蛋黄，宝宝有可能会消化不良，不适合作为宝宝最初的辅食。

宝宝 4~6 个月需要补充铁，蛋黄中的铁含量一般，且吸收率也不太高。而米粉中的强化铁刚好可以满足宝宝对铁的需求。

等宝宝到了 7~8 个月的时候，再考虑给宝宝添加蛋黄。给宝宝吃蛋黄时先从 1/4 个开始，观察宝宝没有过敏反应，再逐渐增加蛋黄的量。

宝宝辅食推荐

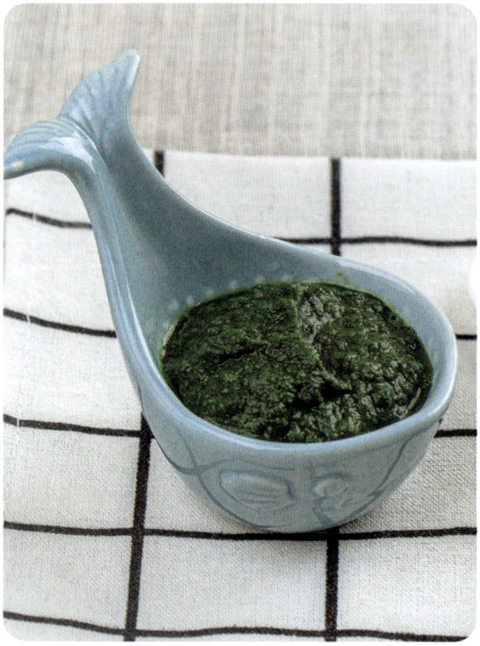

青菜泥

原料：油菜 50 克。

做法：

1. 油菜洗净，沥水。

2. 锅烧热水，放入油菜煮 15 分钟捞出，凉凉后切碎，捣成泥即可。

对母乳妈妈的好处

油菜中含有大量的膳食纤维，有助于宝宝排便，并保护胃黏膜。

黑米汤

原料：黑米 30 克。

做法：

1. 黑米洗净，用清水浸泡 1 小时。

2. 把黑米和水一起倒入锅中，大火煮开后转小火慢慢熬。

3. 粥煮熟后，取上层清液 20 毫升，凉温即可。

对母乳妈妈的好处

黑米汤可以缓解宝宝消化不良、腹胀，促进宝宝食欲。

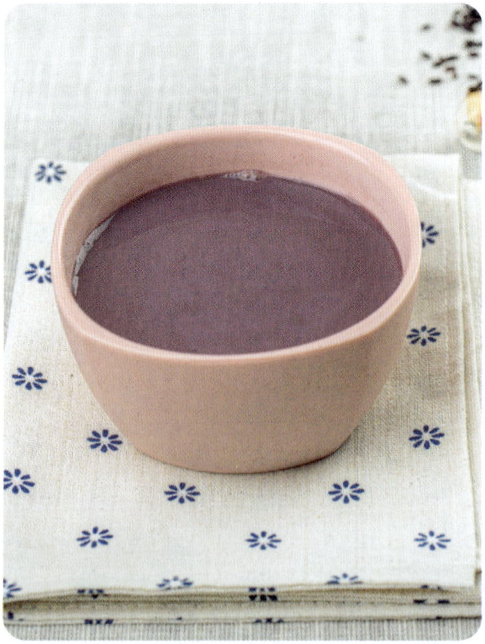

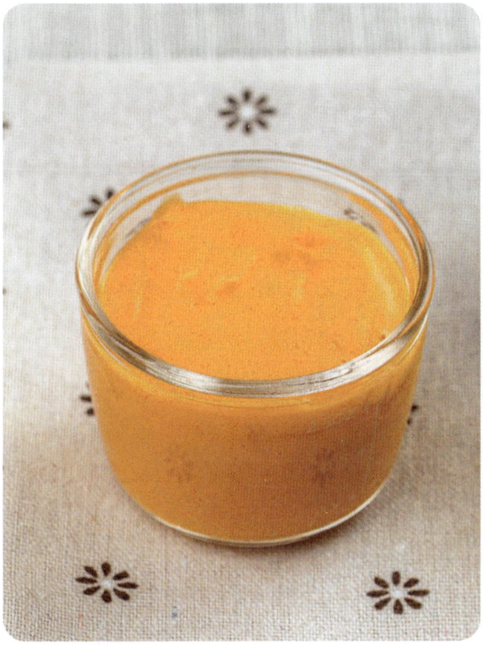

南瓜糊

原料： 南瓜 50 克。

做法：

1. 南瓜洗净，去皮、去子，切小块。

2. 将南瓜块放入锅中，加适量清水煮熟，将熟南瓜块捣碎，加适量温水拌匀即可。

对母乳妈妈的好处

南瓜中含有丰富的碳水化合物、胡萝卜素、维生素 C 等，可帮助宝宝促进眼睛发育。

胡萝卜鸡肉泥

原料： 胡萝卜、鸡肉各 20 克。

做法：

1. 鸡肉洗净，去掉鸡皮，切块；胡萝卜洗净，切薄片。

2. 锅中水烧开，把胡萝卜片、鸡肉块煮熟。

3. 将胡萝卜片和鸡肉块放入搅拌机中打泥，加适量温水调匀即可。

对母乳妈妈的好处

鸡肉中富含蛋白质、B 族维生素及矿物质；胡萝卜中含有丰富的胡萝卜素，可促进宝宝健康成长。

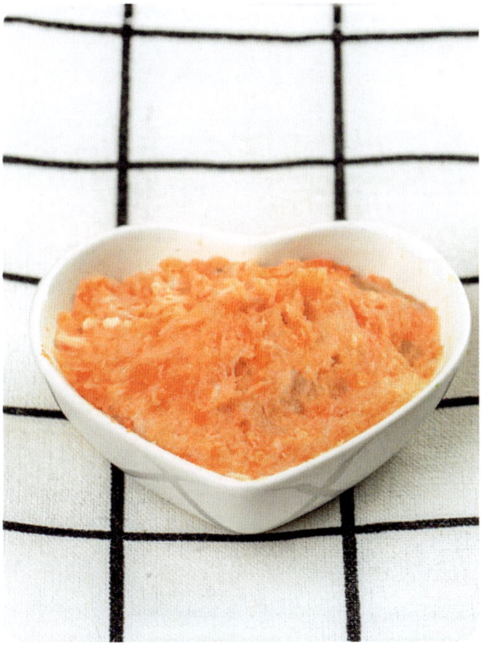

宝宝体能发育概况

新生儿

刚出生的宝宝皮肤比较红，头发贴着头皮，宝宝的小手可以捏紧，可以反射性地抓住东西，哭声响亮，头部相对较大。宝宝吃完奶后常会出现吐奶的情况。

1 个月宝宝

已经具备了看和听的能力。宝宝会目不转睛地凝视可看见的东西和人脸，听到大的声音或突然的声响会吃惊。这个时候可诱导宝宝进行眼睛追物、听力练习等。

2 个月宝宝

会追随移动的物体，寻找声源。可以张开手，有意识地抓住东西。从动作上来看，宝宝双手从握拳姿势逐渐松开，小腿会蹬跶。在语言发育上，能发出“啊、呀”的声音，会微笑，能够认真地听人讲话。

3 个月宝宝

可以看清 1 米以内的物体，喜欢颜色鲜艳的东西。宝宝对熟悉的面孔感到愉悦。宝宝喜欢玩弄自己的双手，能用简单的方式表达自己的情感。可以训练宝宝做逗引发笑练习，以及握手、握物练习。

4 个月宝宝

有了随意抓握的动作，眼睛随着滚动的事物移动，能够对不同方位的声音有了转头反应。可以诱导宝宝发更多的音，认识更多的亲人。

5 个月宝宝

可以从仰卧翻滚到俯卧，有了怕生、认生的表现，对喜欢的音乐可以摆动四肢。语言上可以发出单音“咿、呀”。可以锻炼宝宝做仰卧翻身练习、撕纸游戏。

6 个月宝宝

可以熟练地翻身，逐渐从靠坐到独立坐着，手部抓握力加强，还会自己去拿。能够听懂更多的话，发出“爸爸妈妈”的唇音。能够意识到自己的玩具被人拿走，并以哭反抗。

9 个月宝宝

可以坐得稳，爬得好，扶着站立，对妈妈的离开有焦虑感，建立基本的言语和动作的联系，会拉抽屉，听到音乐会安静下来或表现愉快。

7 个月宝宝

能够独立坐稳，会用一个玩具敲打另一个玩具，可以连续翻滚、爬行，动作逐渐协调，看到亲人会要求抱抱，害怕陌生人的逗抱。可以锻炼宝宝拿远处的玩具练习，引导发音练习。

10 个月宝宝

能够独站片刻，扶着栏杆走几步路，可以模仿大人发声，有意识的叫“爸爸妈妈”，听到赞扬会重复动作。

8 个月宝宝

能够用膝盖、双手爬行，扶着栏杆可以站立，喜欢撕纸游戏，用手势表示再见，摇头表示不要，有了初步的模仿能力。

11~12 个月宝宝

可以捧杯喝水，手拿食物，喜欢随着音乐扭动身体，开始对同伴感兴趣，能够指认几件日常物品，能够正确地发出相应字音“拿、球”，喜欢小朋友。

附录：宝宝生长发育标准曲线图

基于母乳喂养的健康婴儿，世界卫生组织制作的宝宝生长曲线，父母可以以此作为参考。

0~5 岁体重曲线图（男孩）

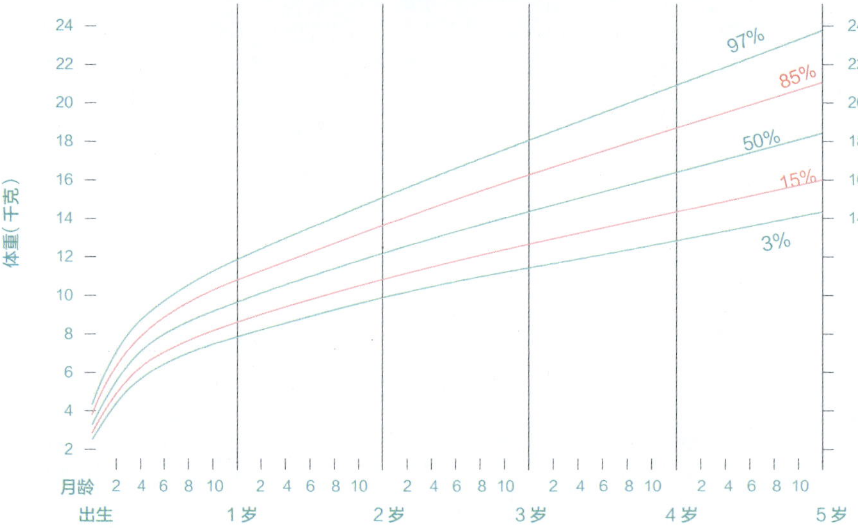

0~5 岁体重曲线图（女孩）

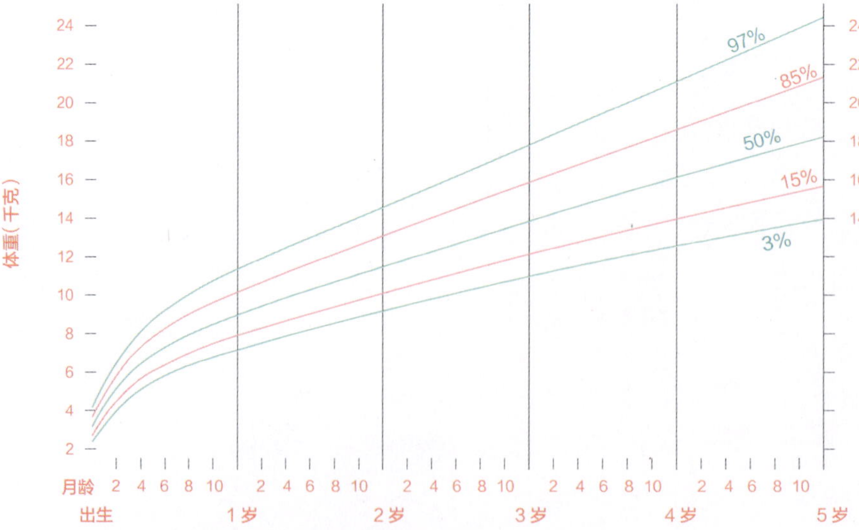

0~5 岁身长 / 身高曲线图（男孩）

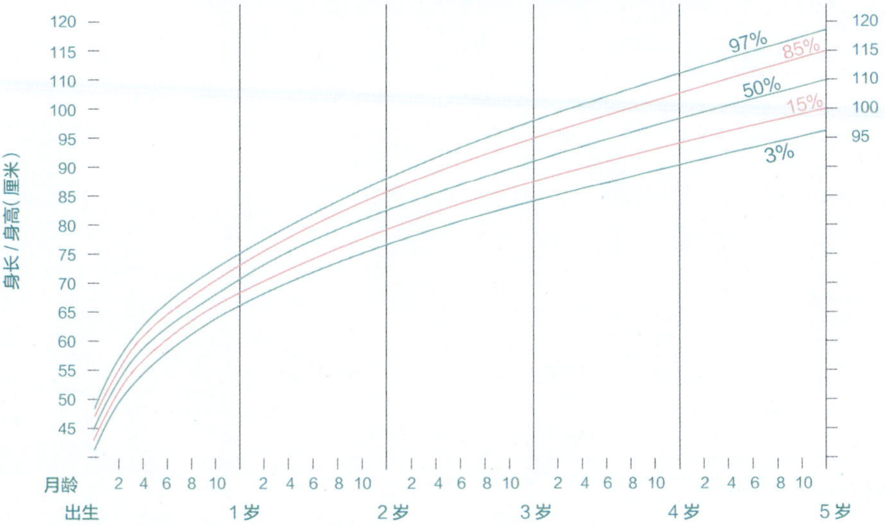

0~5 岁身长 / 身高曲线图（女孩）

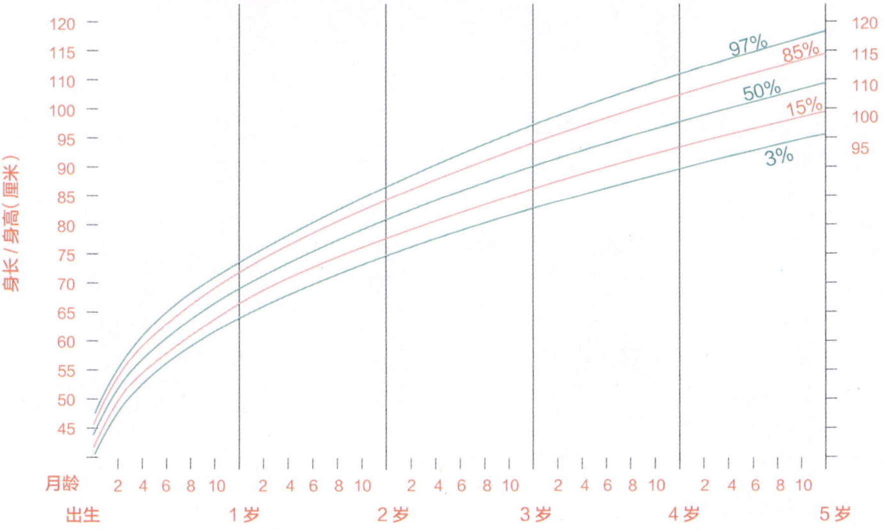

图书在版编目(CIP)数据

母乳喂养超轻松 / 王琪编著 .－北京：中国轻工业出版社，2022.6

ISBN 978-7-5184-3769-6

Ⅰ. ①母… Ⅱ. ①王… Ⅲ. ①母乳喂养 Ⅳ. ① R174

中国版本图书馆 CIP 数据核字（2021）第 251496 号

责任编辑：付　佳　罗雅琼　　责任终审：高惠京　　整体设计：奥视读乐

策划编辑：罗雅琼　　责任校对：朱燕春　　责任监印：张京华

出版发行：中国轻工业出版社（北京东长安街 6 号，邮编：100740）

印　　刷：北京博海升彩色印刷有限公司

经　　销：各地新华书店

版　　次：2022 年 6 月第 1 版第 1 次印刷

开　　本：710×1000　1/16　印张：12

字　　数：200 千字

书　　号：ISBN 978-7-5184-3769-6　定价：49.80 元

邮购电话：010-65241695

发行电话：010-85119835　传真：85113293

网　　址：http://www.chlip.com.cn

Email：club@chlip.com.cn

如发现图书残缺请与我社邮购联系调换

210283S3X101ZBW